臨床家のための
DSM-5
虎の巻

[編著] ....

NORIO MORI
森　則夫

TOSHIRO SUGIYAMA
杉山登志郎

YASUHIDE IWATA
岩田泰秀

日本評論社

臨床家のための DSM-5 虎の巻

目次

第1章　DSM-5 の全体構成　……1

Ⅰ　DSM-Ⅳから DSM-5 へ　DSM の変遷とその意義　2
　1　DSM-5 登場　2
　2　DSM-Ⅲとカテゴリー診断学の登場　3
　3　多軸診断とその行方、多元的（ディメンション）診断　5
　4　日本語の呼称の問題　7
Ⅱ　DSM-5 総論　8

第2章　児童青年期の精神疾患　……17

Ⅰ　児童青年期の精神疾患　基盤となること　18
　1　診断、症状、精神病理学　18
　2　発達精神病理学と出世魚現象　20
　3　診断を行う目的は、臨床においては治療を組むためである　23
Ⅱ　児童青年期精神疾患の全体像　25
　1　DSM-5 では児童青年期の疾患がいろいろなグループに散らばった　25
　2　なぜ散らばったのか　28
Ⅲ　神経発達障害　30
　1　知的障害（Intellectual Disabilities）　30
　2　コミュニケーション障害（Communication Disorders）　31
　3　特異的学習障害（Specific Learning Disorder）　35
　4　運動障害（Motor Disorders）　36
　5　他の神経発達障害（Other Neurodevelopmental Disorder）　36
Ⅳ　自閉症スペクトラム　37
　1　大きな概念の変更があった　37
　2　なぜスペクトラムか　39

3　ASD は減るか？　41

Ⅴ　注意欠如／多動性障害　43
　　　1　発達障害に正式に仲間入り　43
　　　2　虐待系の多動との鑑別は可能か　43

Ⅵ　その他の児童青年期精神医学領域のトピックス　46
　　　1　重度気分調整不全障害
　　　　（Disruptive Mood Dysregulation Disorder：DMDD）　46
　　　2　トラウマとストレス因子関連障害
　　　　（Trauma-and Stressor-Related Disorders）　48
　　　3　外傷後ストレス障害（Posttraumatic Stress Disorder：PTSD）　50
　　　4　解離性障害（Dissociative Disorders）　51
　　　5　破壊的衝動制御と素行障害
　　　　（Disruptive, Impulse-Control, and Conduct Disorders）　54
　　　6　溜め込み障害（Hoarding Disorder）　55

Ⅶ　まとめ　57
　　　1　変更点のまとめ　57
　　　2　児童青年期精神医学を学ばずに今後精神科医は生き残れない　58
　　附録　発達精神病理学的視点による診断補完シート　59

第3章　成人の精神疾患　63

Ⅰ　統合失調症スペクトラムおよび他の精神病性障害　64
　　　1　統合失調症スペクトラム（Schizophrenia Spectrum）　64
　　　2　他の精神病性障害（Other Psychotic Disorder）　67
　　　3　緊張病（Catatonia）　68
　　　4　他で特定される、または特定不能の診断
　　　　（Other Specified, Unspecified）　69
　　　5　特定子（Specifier）　70
　　　6　まとめ　72

II 双極性障害とうつ病性障害 74

1 気分障害の中心が双極性障害になった　74
2 双極および関連障害（Bipolar and Related Disorders）　76
3 抑うつ障害（Depressive Disorders）　79
4 新型うつ病は存在するか　83
5 ICD-10 のほうが診断をしやすい　84

III 不安障害・強迫関連障害・身体症状関連障害 86

1 不安障害（Anxiety Disorders）　86
2 強迫関連障害（Obsessive-Compulsive and Related Disorders）　90
3 強迫の時代は到来したか　94
4 身体症状関連障害（Somatic Symptom and Related Disorders）　95

IV 哺育と摂食の障害 100

1 新たな摂食障害の概要　100
2 幼児期に見られる哺育と摂食の障害　102
3 神経性無食欲症と神経性大食症の変更点　102
4 むちゃ食い障害という「疾患」の登場　104
5 他で特定される哺育または摂食の障害
   （Other Specified Feeding or Eating Disorder）　106

V 物質関連および嗜癖障害 107

1 このグループの成り立ち　107
2 物質関連障害（Substance-Related Disorders）　107
3 物質誘発性障害、物質／薬物誘発性精神障害
   （Substance-Induced Disorders, Substance/
   Medication-Induced Mental Disorders）　109
4 非物質関連障害（Non-Substance-Related Disorders）　112

VI 神経認知障害 114

1 主として老年変化による器質性疾患の概要　114
2 せん妄（Delirium）　114
3 神経認知障害（Neurocognitive Disorders）　115
4 病因別亜型　117

5　まとめ　120
Ⅶ　人格障害　122
　　1　クラスターと下位分類は変わらない　122
　　2　人格障害はこれからどうなるのか　123

あとがき　125
分担執筆者略歴　126

第 1 章

DSM-5 の全体構成

I

DSM-IVからDSM-5へ
DSMの変遷とその意義

1 DSM-5登場

　2013年5月、アメリカ精神医学会作成の「精神疾患の診断と統計のためのマニュアル第5版 Diagnostic and statistical manual of mental disorders 5th edition：DSM-5」が出版された。その前のDSM-IV（1994）の出版から数えて19年、DSM-IV-TR（2000）から数えても13年ぶりの改訂である。

　これからDSM-5は精神科医、臨床心理士、さらに教師、保健師、保育士などさまざまな発達障害や精神保健に関わる職種の人びとにとって用いられることになるだろう。アメリカ合衆国は学術の世界においても世界を席巻している。とりわけ精神医学研究においては、このDSMを用いた診断を用いないと、国際的な学術誌の論文掲載が拒否されるという現実があって、お膝元のアメリカからも歴代のDSMによる診断に関してはさまざまな批判が噴出しているのに、日本の精神科医も用いざるをえないという事情がある。かくしてDSMによる診断は、1980年のDSM-III以来、世界の精神科における共通言語として使われてきた。

　今回の改訂は、長年の論議を反映し、これまでにない大幅な改訂となった。そのために、とくに若い専門家がDSM-5をいきなり用いるとなると、困難な部分が少なくないのではないかと想定される。5月の出版以来、われわれは率先してこのマニュアルを臨床で用いてみたが、さまざまなところで実際に引っかかることが多かった。われわれは、DSM-5を使用するうえで、これまでの歴史的な経緯や従来の診断基準との対比を含んだ解説書が必要なの

ではないかと考えた。そこでつくったのが本書「虎の巻」である。若い読者を想定しているが、ベテランの方々にも読み応えがある本になっていると確信する。

2 DSM-IIIとカテゴリー診断学の登場

1980年に出版されたDSMの第3版、DSM-IIIは精神医学に革命をもたらしたといわれる。DSM-I（1952）、DSM-II（1968）が鳴かず飛ばずであったのに、なぜDSM-IIIが革新的であったのか、なぜ世界で広く受け入れられるにいたったのか、ここには精神疾患の診断の歴史をめぐる問題が凝縮されている。

DSM-IIIに採用された診断方法はカテゴリー診断学とよばれる。ある精神疾患において、典型的な症状をいくつかあげ、そのうちのいくつ以上がそろっていれば診断ができるという診断方法である。病因は問われず症状のみで診断を行うわけである。これは現在、あまりにも行き渡っているため、逆にこのような診断方法は1980年のDSM-IIIが初めてであることが忘れられている現状がある。

従来から精神疾患は、症状を中心に、疾患の分類がなされ診断が行われてきた。診断を症状によって行わざるをえない理由とは、精神疾患の病因がごくごく最近まで皆目見当がつかなかったからである。最近まで精神疾患に関しては、外因性疾患、内因性疾患、心因性疾患という3分類が用いられてきた。外因性とは体や脳にきちんとした病的な変化を確認できる精神疾患という意味であり、心因性疾患とは、昔、神経症とよばれていて、心理的な要因が病気に大きく関係しているらしいという、心理的要因＝心への負荷という、これまた実態がよくわからない「心」という存在を想定したうえで、その不具合によると考える疾患である。そして精神科において従来からもっとも中心となる病気、統合失調症やうつ病などに関しては、内因性とよばれてきた。この言葉の意味は、心理的要因のみで起きると考えることは明らかに無理だが、脳の病的な変化も見つからないという、なんというか、病因に関する白

旗宣言であった。

　そこで行われた方法が、病気の経過を丹念にたどり、症状をできるだけ細かに記載をして、似た経過と似た症状をもつ群を1つの疾患単位として扱うという方法である。このような細かな観察と記述には民族的な得手不得手があるようで、19世紀末から20世紀のドイツを中心に進められた。この方法による精神医学は、記述精神病理学とよばれ、さらにその最初のパイオニアの名前をとってクレペリン型診断法ともよばれていた。DSM-Ⅲに採用されたカテゴリー診断学はクレペリン型診断法を踏襲しているのである。

　20世紀を挟んで別の精神医学が勃興した。心因性疾患に対して治療成果をあげた精神分析である。精神分析は第二次大戦の後のアメリカで大流行をする。その理由は第二次世界大戦におけるアメリカの軍隊で、精神分析にもとづいたさまざまな対応が高い効果を発揮したからであると思われる。精神分析は、乱暴な単純化をしてしまえば、心因性疾患（神経症）を、意識と無意識との間の綱引きによって生じると考える。人の行動に及ぼす意識・無意識の力のバランスが問題になるので、力動精神医学ともよばれている。つまり、この考え方の中には、仮説ではあるものの病気の原因論が含まれていて、従来の観察、記述、分類という精神医学の方法とは根本的に異なるところがあった。この精神分析の流行によって何が起きたのかというと、診断の混乱であった。たとえばもっとも基本的な病気、統合失調症やうつ病においてすら、アメリカとイギリスで比較をすると半分以上の診断が不一致といったとんでもないことが生じていて、世界的にこれでは困ると精神医学に従事する者が考えはじめていた。

　そこにDSM-Ⅲが登場するのである。アメリカはさすがに大国である。分析の大流行の中でも、ドイツ流の精神病理学を研究しきたグループが存在し、その中心の研究者であるロバート・スピッツァー（当時コロンビア大学教授）の牽引による、症状による診断、さらに統計学の手法を用いて診断可能な症状の項目数を確定するという、科学的実証の裏づけをもつ診断手法が採用された。これが前述のカテゴリー診断学である。このような「科学的」診断方法は世界に広く受け入れられ、瞬く間に精神医学における共通言語と

なった。その背後には、加えて国際学術誌におけるアメリカの科学帝国主義的な圧力が存在したことは先に触れた。もう1つ、DSM-IIIでは多軸診断という革新的な診断方法が採用されたのであるが、多軸診断とその意義については後述する。

　DSM-IIIは1987年にDSM-III-Rと改訂された。RとはRevised（改訂版）の意味である。さらにDSM-IVが1994年に、その部分改訂版であるDSM-IV-TRが2000年に出版された。ここまでは、カテゴリー診断学による精神疾患の疾患分類や下位分類に、それまでの研究が取り込まれた微修正が施されてきたが、考え方そのものの大幅な変更は存在しなかった。

　ところが今回のDSM-5においては、後述するように従来のDSMとは質的に異なった大きな変更が生じた。その個々に関しては本書をお読みいただくとして、初めに多軸診断の廃止について取り上げておかなくてはならない。

3　多軸診断とその行方、多元的（ディメンション）診断

　先に触れたように、DSM-IIIにおいて初めて多軸診断が採用された。多軸診断とは、5つの異なった側面の評価を行って総合的に診断を実施するという方法である。第I軸は精神疾患、第II軸は精神遅滞と人格障害、第III軸は身体的状況、第IV軸は環境状況、第V軸は全体的な適応状況である。この5軸による診断の背景にあるのは、当時、境界性人格障害の概念と治療が、世界レベルで精神医学の大きな関心の的になっていたという事情がある。なぜ多軸診断と境界性人格障害がからみあうのか。それはいわゆる「境界例」とよばれた不安定な対人関係を中核とする一群の患者が、神経症圏の症状から精神病圏の症状までの変動を示したからである。ちなみに「境界例」というよび方そのものが、精神病と神経症との境界に位置するということにほかならない。つまり従来の精神疾患の枠におさまりきれないグループの概念の明確化と治療が大きな関心をよんでいた。DSM-IIIにおいては精神疾患とは独立した「人格障害」という大きな別のグループを創成し、精神疾患のさまざ

まな症状を同一の「人格障害」患者が呈する可能性を認め、疾患単位と人格障害の有無とについて独立に診断を行うことを定めたのである。さらに人格障害の適応に影響を与える可能性がある、精神疾患とは別の要素には、身体的な状況もあれば、環境的な状況もある。かくして上記の5軸診断による総合的な診断法が提示され、これも世界に広く受け入れられた。DSM-Ⅲによって「境界例」をめぐる論議は、急速に収束したといってもよい。

さてDSM-5では多軸診断は廃止されることになった。多軸診断というアイディアそのものが否定をされたわけではないことは次節に詳述する通りである。さらに精神疾患のさまざまなレベルの変動、あるいは重複、さらには変遷という現象に関しても、明確な言及がなされるようになった。とりわけ重症度という問題について、臨床的な尺度を用いて多元的に判定をするという方法がDSM-5では採用されている。これを従来のカテゴリー診断に変わって、多元的（ディメンション）診断とよんでいる。カテゴリー診断とは、いくつかの中心症状を取り上げ、結果的には陽性か陰性かというプラスマイナスの判定を行う診断法である。一方、多元的診断とは、基盤に多元的なスペクトラム（連続体）を想定する。そのうえで、％表示によって重症度を見るのである。じつはこの方法がきちんと適合できるものは、従来の第Ⅱ軸に相当する、人格障害と発達障害であり、逆にこの第Ⅱ軸の疾患を考えると、この多元的診断の理念がわかりやすいのではないかと思う。

しかし実際にDSM-5をお読みいただけば、ただちにわかるように、カテゴリー診断学は大多数の精神疾患においてそのまま採用されており、たしかに多元的診断に変更したかと考えられる疾患はじつは限られている。さらに、第2章において後述するように、たとえば発達障害における後年の併存症といった発達経過に伴って明らかになる変遷について、DSM-5ではまったく扱われていない。しかしこの多元的診断の理念は広く影響を与えていて、よく見ると変更点の中核を形成している。

4 日本語の呼称の問題

　この項目は、アメリカ版DSM-5とは関係ないが、しかしわが国においてはとても重要な問題である。DSM-Ⅲを日本語に訳した時に、○○ disorder をすべて障害という訳語を当てて訳した。周知のようにこの「障害」というよび方がきわめつきに不評であった。問題は「害」の字である。そのために、「がい」とひらがなで書いたり、妨げる意味の「碍」の字を用いたりしてきた。DSM-5の日本語訳ではこの「障害」を変える約束になっていて、いまのところ単数のdisorderは「症」に複数のdisordersは「症群」に変わるようである。語感的にはdisorderは「疾病」と「状態」の中間を表す言葉なのだという。そうするとたぶん「症候群」とするのが、科学的な立場からももっとも近い日本語になるのではないかと思う。

　しかしながら、そうでなくともDSM-5の登場で臨床の現場では大混乱が生じることは間違いない。われわれは従来の日本語の呼称をなるべく変えないほうが混乱は少ないのではないかと考え、従来の診断名を踏襲するという立場をとった。現行のICD-10の呼称が変わっているわけでもないし、また精神神経学会だけで呼称を勝手に変えて、小児科学会から精神科医への不信を招くといった過去の轍を踏みたくないからである。あまりに語感が悪い場合には別のよび方を採用しているものもあるが、このように本書ではDSM-Ⅳの訳を原則として用いている。

〔森　則夫・杉山登志郎〕

II

DSM-5 総論

　DSM-5 は3つの「部（Section）」と「付録（Appendix）」で構成されている。「第I部」は導入や使用法、「第II部」は各診断基準、「第III部」は発展的な評価尺度や将来に向けた診断基準、「付録」にはDSM-IVとDSM-5の変更点や専門用語の解説が記載されている。多くの方の興味は第II部の診断基準にあると考えられるが、ここでは第I部と第III部の解説を行う。ちなみに付録の解説は割愛させていただく。

　第I部は「導入」、「使用法」、「法医学での使用上の注意」に分かれている。「導入」では、DSMの簡単な歴史に触れながらDSM-5改訂にいたる道筋を提示している。DSM-5の妥当性についてはフィールドトライアルや、公共機関による試行、さらにエキスパートのレビューなど多くの検討がなされたことにページが割かれている。今回の改訂に当たってDSM-IVをもとにした科学的実証をよりどころにしたと強調される一方で、DSM-IVの診断分類（カテゴリー分類）が固定化しすぎていたという反省も散見される。臨床では偽陽性を避ける目的と、研究では均一の患者集団を同定する目的からDSM-IVは狭い診断基準（すなわち固定化したカテゴリー）が多く存在した。その結果、臨床では「特定不能の（not otherwise specified）」診断がとても多くなり、研究では精神障害全体に及ぶ症状やリスク因子の同定がむずかしくなっていたという正直な分析がなされている。さらに、診断分類によって均一な集団を同定することはもはや賢明ではないと明言している。

　このような考えのもとでDSM-5では、DSM-IVで採用された多軸診断が廃止された。まずI軸、II軸をまとめて記載するようになり、精神状態に影

表1-2-1　多軸診断の変更点

DSM-Ⅳ	DSM-5
Ⅰ軸：精神疾患	精神症状に影響している身体疾患も含めて記載。
Ⅱ軸：人格障害　　　知的障害	
Ⅲ軸：一般身体疾患	
Ⅳ軸：心理社会的・環境的問題	ICD-CM コード
Ⅴ軸：GAF	WHODAS

響を及ぼしている身体疾患（Ⅲ軸）も、各疾患の中にまとめて併記することになった。Ⅳ軸は、重要だったが想定より利用されなかったとの反省から、DSM独自のコードは用いずに、ICD-9-CM VコードかICD-10-CM Zコードを用いることになった（ICD-9-CMとICD-10-CMについては後述するが、WHOの診断基準とは別物であることに注意！）。日本の保険医療にも影響を与えているⅤ軸（機能の全体的評定；Global Assessment of Functioning：GAF）は、GAFの論理性や定量性に疑問があるとの反省から、暫定的に世界保健機構障害評価尺度第2版（World Health Organization Disability Assessment Schedule version 2：WHODAS 2.0）を用いることになった。DSM-ⅣとDSM-5の多軸診断の変更を参考までに表1-2-1にまとめた。多軸診断の廃止を謳っているが、DSM-ⅣのⅠ〜Ⅴ軸に変わる評価尺度を提示していることから、実質的には多軸診断の考え方は残っているとも考えられる。

　Ⅳ軸に該当するICD-9-CMとICD-10-CMとは、精神科領域で広く使われているWHO作成の国際疾病分類（International Classification of Disease：ICD）をもとにして、CM（Clinical Modification）の説明書きが加わったもので、おもにアメリカ合衆国において、死亡者の統計に使われているコードである。その中でⅣ軸に対応した心理社会的・環境的問題に関する内容が、ICD-9-CMではVコード、ICD-10-CMではZコードに分類されている。毎年小さい改訂がされるようだが、とくに2014年10月1日にはICD-9-CMからICD-10-CMへ大きく変わる予定である。そのためDSM-5でも

2014年9月30日まではICD-9-CM Vコード、2014年10月1日からはICD-10-CM Zコードを使うことを推奨している。くわしい内容はアメリカの疾病管理予防センター（Centers for Disease Control and Prevention：CDC）のホームページ http://www.cdc.gov/nchs/icd.htm を参照していただきたい。

　V軸に該当するWHODAS 2.0とは、こちらもWHOが紹介している評価尺度で、1．理解力・会話能力、2．日常動作、3．セルフケア、4．対人能力、5．自宅での活動、6．学校や職場での活動、7．社会参加の程度の7領域について5段階評価を行って、総得点で重症度を評価するものである。もともとDSM-5作成チームとWHOは、精神障害と（社会的、職業的な）機能不全を分けようと考えているようだ。WHOでは、国際疾病分類（International Classification of Disease：ICD）がすべての病気と障害の分類を管轄し、生活機能・障害・健康の国際分類（International Classification of Functioning, Disability and Health：ICF）がその分類とは別に全般的な機能不全の分類を管轄している。ICFが作成したWHODAS 2.0が精神障害の機能不全にも役立つことが証明されたので、DSM-5から採用が推奨されたという経過である（表1-2-2）。

　DSM-5では、インターネットを通して、有用な評価尺度を多く提供する試みがなされている。http://www.psychiatry.org/dsm5 にアクセスすれば（"dsm5"で検索すると容易にアクセスできる）、ホームページからさまざまな評価尺度や動画による解説を見ることができる。

　「使用法」の項では、経験ある臨床家によるDSM-5の使用が推奨されている。なぜならDSM-5の目的は症例の見立てや治療方針決定の助けとなることであり、症例の見立てには、社会的、心理学的、生物学的因子の影響が重要で、それらの因子を同定するには臨床の訓練が必要であり、DSM-5を越えた広い視野も必要になるからと説明している。また診断基準自体はストレスに対する人間の反応を限定的に記載されたものなので、診断基準の項目を単にチェックして該当するかどうかだけを判断し、診断することへの注意をうながしている。さらに、診断基準に含まれる症状が存在するだけで、患者の精神障害を包括的に規定するわけではないとも書かれており、DSM-5

本書 8-15 頁「DSM-5 総論」における WHODAS2.0 への言及については、2015 年 6 月、日本レジリエンス医学研究所発行、田崎美弥子・山口哲生・中根允文訳『健康および障害の評価ＷＨＯ障害評価面接基準マニュアル WHODAS2.0』が小社より発売されましたので、「表 1-2-2　WHODAS2.0」の一部を前掲書から引用します。詳細は前掲書をご参照下さい。

領域 1　認知

過去30日 間に，どれくらい難しさがありましたか。		全く問題なし	少し問題あり	いくらか問題あり	ひどく問題あり	全く何もできない
D1.1	何かをするとき，10分間集中する	1	2	3	4	5
D1.2	大切なことをすることを覚えている	1	2	3	4	5
D1.3	日常生活での問題点を分析して解決法を見つける	1	2	3	4	5
D1.4	新しい課題，例えば初めての場所へ行く方法を学ぶ	1	2	3	4	5
D1.5	みんなが言っていることを，普通に理解する	1	2	3	4	5
D1.6	自ら会話を始めたり続けたりする	1	2	3	4	5

領域 2　可動性

過去30日 間に，どれくらい難しさがありましたか。		全く問題なし	少し問題あり	いくらか問題あり	ひどく問題あり	全く何もできない
D2.1	長時間 (30分くらい) 立っている	1	2	3	4	5
D2.2	座っているところから立ち上がる	1	2	3	4	5
D2.3	家の中で動き回る	1	2	3	4	5
D2.4	家の外に出ていく	1	2	3	4	5
D2.5	1kmほどの長距離を歩く	1	2	3	4	5

領域 3　セルフケア

過去30日 間に，どれくらい難しさがありましたか。		全く問題なし	少し問題あり	いくらか問題あり	ひどく問題あり	全く何もできない
D3.1	全身を洗う	1	2	3	4	5
D3.2	自分で服を着る	1	2	3	4	5
D3.3	食事をする	1	2	3	4	5
D3.4	数日間一人で過ごす	1	2	3	4	5

(以下略)

株式会社日本評論社

第1章　DSM-5の全体構成

表 1-2-2　WHODAS 2.0

過去1ヵ月間で、患者に以下の36項目の障害はどの程度ありましたか？　1～5点。障害の程度が大きいほど高得点。合計点（Max 180）と平均点（Max 5）を算出。

- 1：None（なし）
- 2：Mild（軽度）
- 3：Moderate（中等度）
- 4：Severe（重度）
- 5：Extreme or cannot do（最も重度または不可能）

Understanding and communicating（理解、コミュニケーション）	計/30、平均/5
D1.1　10分以上ひとつのことに集中できる。	1　2　3　4　5
D1.2　重要なことを覚えている。	1　2　3　4　5
D1.3　日常生活の中での問題を解決できる。	1　2　3　4　5
D1.4　新たなことを学習できる。（例；知らない場所への行き方を学ぶ。）	1　2　3　4　5
D1.5　言われたことの内容が理解できる。	1　2　3　4　5
D1.6　会話ができる。	1　2　3　4　5

Getting around（自立）	計/25、平均/5
D2.1　30分以上起立ができる。	1　2　3　4　5
D2.2　座った状態から起立できる。	1　2　3　4　5
D2.3　家の中で動くことができる。	1　2　3　4　5
D2.4　家から外出ができる。	1　2　3　4　5
D2.5　長い距離（1km程度）を歩ける。	1　2　3　4　5

Self-care（セルフケア）	計/20、平均/5
D3.1　体を洗える。	1　2　3　4　5
D3.2　着衣ができる。	1　2　3　4　5
D3.3　食事ができる。	1　2　3　4　5
D3.4　一人で何日間か過ごせる。	1　2　3　4　5

Getting along with people（対人関係）	計/25、平均/5
D4.1　初対面の人に対応できる。	1　2　3　4　5
D4.2　交友関係を維持できる。	1　2　3　4　5
D4.3　親密な人と仲良くやっていける。	1　2　3　4　5
D4.4　新たな友人を作れる。	1　2　3　4　5
D4.5　性活動。	1　2　3　4　5

Life activities-Household（日常生活―家族）	計/20、平均/5
D5.1　家族の負担に気を配れる。	1　2　3　4　5
D5.2　家庭の重要な仕事ができる。	1　2　3　4　5
D5.3　家庭のやらなければいけない仕事をすべてできる。	1　2　3　4　5
D5.4　家庭でやらなければいけないことを期限までにできる。	1　2　3　4　5

Life activities-School/Work（日常生活―学校/職場）	計/20、平均/5
患者が就労（有給、無給、自営問わず）している、または就学している場合、D5.5～D5.8の質問に答える。そうでない場合、D6.1までスキップ。	
D5.6　職場、学校での日常生活ができる。	1　2　3　4　5
D5.6　職場、学校での重要な仕事ができる。	1　2　3　4　5
D5.7　職場、学校で必要な仕事がすべてできる。	1　2　3　4　5
D5.8　職場、学校で仕事が期限までにできる。	1　2　3　4　5

Participation in society（社会参加）	計/40、平均/5
D6.1　集団活動（お祭り、宗教など）に参加できる。	1　2　3　4　5
D6.2　社会参加において患者を取り巻く障害、妨害はどの程度か。	1　2　3　4　5
D6.3　尊厳ある人生を送る上で、他人の態度や行動はどれくらい障害となるか。	1　2　3　4　5
D6.4　健康状態や症状のためにどれくらいの時間を費やすか。	1　2　3　4　5
D6.5　健康状態によって感情はどれくらい影響されるか。	1　2　3　4　5
D6.6　患者のお金や親類のお金を、健康状態のためにどれくらい費やすか。	1　2　3　4　5
D6.7　患者の健康状態によって、家族や周囲の人はどのくらいの困難を被るか。	1　2　3　4　5
D6.8　患者が自身で物事を行ったときの安息や喜びはどれくらい障害されるか。	1　2　3　4　5

総計/180、平均/5

を機械的に用いることへの注意喚起が幾重にも行われている。

　DSM-5ではあらためて精神障害の定義が提示された。筆者なりにまとめると、精神障害とは、苦痛や能力低下をもたらす認知機能、感情統制、行動の異常による症候群であって、想定されたストレス反応や、文化的に容認された反応は精神障害ではないということになる。

　DSM-5では、精神障害を一元的に評価する生物学的指標などがないこと

から、診断基準によって正常と病的状態を完全に分けることは不可能と認めている。そのため本来なら診断によって治療方針や予後が見通せることが望まれるが、実際には治療の必要性は臨床判断にまかせられているとも述べている。そこで診断基準にそのまま該当しない患者に対して、臨床判断によって治療が導入できるように、「他で特定される（other specified）」という診断が用意されている。また、臨床的に診断基準を満たすと強く推察されるが、確固とした情報が足りない時には「特定不能の（unspecified）」とよぶように規定されている。

　もう1つ、第II部の診断基準のところで、しきりに specifier という言葉が登場する。この正確な意味は「もしその症状があったら特定が必要な具体的な事項」のことである。この本では「特定子」と訳している。

　「法医学での使用上の注意」の項では、臨床関係者以外の者がDSM-5を使うことを推奨しておらず、DSM-5の司法への利用には限界や危険があると警鐘を鳴らしている。DSM-5の診断基準に該当したとしても、重篤さにバラつきがあることから（同じ診断基準でも軽症〜重症までさまざまな状態が混在するという観点から）、責任能力の有無などの司法上の重要な判断には、DSM-5を越えたさまざまな情報の吟味が必要と述べる。さらに精神障害の特徴として行動制御能力の低下がありうると認めているが、精神障害の存在が、特定の期間に自身の行動を制御できなかったことの証明にはならないとも説明している。

　第III部では、科学的エビデンスにもとづいているが、まだ広く臨床で利用できない評価尺度やインタビュー形式、診断基準を提示している。「評価尺度」、「文化形式の評価」、「将来に向けた人格障害の代替案」、「将来に向けた診断基準」の項目で構成されているが、DSM-5の書籍には一部しか収録されていない。しかし前述したDSM-5のホームページ http://www.psychiatry.org/dsm5 にアクセスすれば、すべての項目を無料でダウンロードできる。

　第III部の中でも利用する可能性の高い「評価尺度」の項目について解説する。掲載されている内容は、V軸に該当するWHODAS 2.0、DSM-5の多

図1-2-1　横断的症状尺度

Level 1 質問紙		Level 2 質問紙
I　抑うつ状態 II　怒り III　躁状態 IV　不安 V　身体症状 VI　自殺念慮 VII　精神病症状閾値以上 VIII　睡眠障害（項目毎に設定） IX　記憶 X　強迫観念・強迫行為 XI　解離症状 XII　人格機能 XIII　物質使用	⇒ 閾値以上 （項目ごとの設定）	I II III IV V VI VII VIII IX X XI XII XIII　　項目ごとの重篤さを示すだけで、診断を確定できない。

元的診断の考えを反映した横断的症状尺度（Cross-Cutting Symptom Measures：CCSM）、精神障害ごとの特異的な重症度評価尺度である。WHODAS 2.0 は、7領域において、1．理解力・会話能力、2．日常動作、3．セルフケア、4．対人能力、5．自宅での活動、6．学校や職場での活動、7．社会参加の程度を1～5点（none～extreme or cannot do）で評価し、総得点で重症度を評価する（表1-2-2）。横断的症状尺度（CCSM）はレベル1とレベル2の質問紙に分かれている。使用法としては、最初にレベル1の質問紙において、抑うつ状態や怒り、不安などの13項目（小児用は12項目）をそれぞれ0～4点（none～severe）で評価する。次に項目ごとに設定されている閾値を越えた項目に関して、Level 2の質問紙で症状の重篤さを評価する。しかしレベル2の質問紙で重篤だったとしても、それは症状としての重篤さを示すだけであり、何かしらの精神障害の診断を確定させるものではないところに注意が必要である。参考までに横断的症状尺度（CCSM）の使用法の概略を図1-2-1に示す。精神障害ごとの特異的な重症度評価尺度の項では、治療者評価精神病症状重症度ディメンション（Clinician-Rated Dimensions of Psychosis Symptom Severity：CRDPSS）という精

神病性障害に関する DSM-5 独自の重症度評価尺度が収録されている（具体的な例は統合失調症スペクトラムおよび他の精神病性障害の項参照）。さらに DSM-5 のホームページにはさまざまな精神障害に対する重症度評価尺度が無料でダウンロードできるように用意されている。治療者評価精神病症状重症度ディメンション（CRDPSS）は DSM-5 独自のものだが、うつ病に関する評価尺度は患者健康調査票 9 項目版（Patient Health Questionnaire-9：PHQ-9）という既存のものを用意するなど、さまざまな評価尺度が提示されている。

　他の項目は現時点での利用頻度が不明なので簡単に解説する。「文化形式の評価」では文化的な違いを精神障害の評価に応用するためのインタビュー形式が提示されている。「将来に向けた人格障害の代替案」では、新しい人格障害の診断形式を提案している。簡単に説明すると、自己や他者に対する人格機能の異常（同一性や自立、共感性、距離感）、元来の人格特性、環境や状況の影響、特異的な人格病理を別々に評価していく案である。おもに想定されている人格障害は、反社会性、回避性、境界性、自己愛性、強迫性、統合失調型である。「将来に向けた診断基準」では、微弱精神病症候群（Attenuated Psychosis Syndrome）、短期軽躁病を伴ううつ病エピソード（Depressive Episodes With Short-Duration Hypomania）、持続性複雑死別障害（Persistent Complex Bereavement Disorder）、カフェイン使用障害（Caffeine Use Disorder）、インターネットゲーム障害（Internet Gaming Disorder）、出生前アルコール曝露関連神経行動障害（Neurobehavioral Disorder Associated With Prenatal Alcohol Exposure）、自殺行動障害（Suicidal Behavior Disorder）、非自殺性自傷（Nonsuicidal Self-Injury）が提示されている。いずれもたいへん興味深く、たとえばインターネットゲーム障害など、先日わが国でも数十万人以上の対象者が存在するという報告があったように、たしかに今後の大きな論議になる問題に違いない。

〔横倉正倫〕

第 2 章

児童青年期の精神疾患

I

児童青年期の精神疾患
基盤となること

1 診断、症状、精神病理学

　児童期の精神疾患について、DSM-5では1980年のDSM-Ⅲ以来、初めての大幅な変更があった。そのポイントについては、これから取り上げ解説を加えていくが、冒頭に精神疾患固有の診断をめぐる問題に触れておきたい。なんとなれば、DSMのカテゴリー診断学は、児童青年期領域の疾患に関しては非常に評判が悪かったからである。カテゴリー診断学は、病因をあえて問わないところにその特徴がある。すると、児童の場合には、次のような問題が起きてくる。

1．異なった病因にもとづくよく似た臨床像の区別がまったくできない。
2．ある疾患に関して、成人と同じ項目を用いて児童を診断したとき、その病態は成人と同じ診断名でよんでよいか。
3．子どもは発達をする存在なので臨床像も変化していく。それに対してカテゴリー診断を行うと診断基準を満たしたり満たさなかったりする。

　1の代表は、たとえば子ども虐待によって生じた多動性の行動と、注意欠如／多動性障害による多動との区別がつかないといった実例である。同じく子ども虐待を基盤にもつ解離性の幻覚と、統合失調症の幻覚の区別がつかないなど、いくつも実例がまわりにころがっているが、困ったことに誤診例についても身近にも少なからずある。
　2については、気分障害の一部がこれに当てはまるが、この具体例に関し

ては後に取り上げる。

　3については、たとえばDSM-IVまで、自閉症スペクトラム障害の診断基準に用いられていた項目は、幼児の自閉症にもっとも特徴的に認められる問題であった。たとえば2歳で診断基準を満たす（満たさない）ということが、5歳の時点で満たす（満たさない）とは限らないのである。またさらに、きわめつきは幼児期の状態がすでによくわからない成人症例が受診したときに自閉症の診断ができないということもしばしば実際に生じていた。

　そもそも精神疾患の診断をこのような病気の兆候によって行うことが行われていた理由は、先に述べたように精神疾患の病因が最近まで皆目見当がつかなかったからである。このあたりの事情は、全体の総論にくわしく取り上げられているのでここで繰り返さないが、児童青年期の病態を扱ううえで必要不可欠な確認だけをしておきたい。

　医学でいう病理学とは病気の細胞を顕微鏡で見て、病気に特徴的な変化を調べる科学であるが、精神医学でいう精神病理学という言葉には2つの意味がある。

　1つは記述精神病理学で、疾患に特有の症状をできるだけ細かく、くわしく定義するもので、精神科の病気の「症状論」と同一である。もう1つは、医学的心理学である。たとえば幻覚といった異常な心理現象は、一般の心理学で太刀打ちができない。そのために精神医学は独自の医学的心理学を構築する必要が生じた。これがもう1つの意味の精神病理学であり、精神疾患の内的な体験を主たる研究対象とする。詳細に述べることは避けるが、たとえば幻聴とは通常聞こえる、人から話しかけられた声とは異なった聞こえ方をし、患者には他者からの話しかけとは異なった体験をもたらすことが知られている。もう1つ、児童例をあげれば、自閉症の児童にとって、しばしばその体験世界は彼らが抱える知覚過敏性のために怖い世界となっている。自閉症児が人を避けるのはその故であり、脱線であるが、そもそも自閉症の基本的な仮説がはしなくもころころ変わったのは、発達障害としての自閉症が強調されるあまり、自閉症の精神病理学、つまり体験世界への検討が遅れたからにほかならない。

2 発達精神病理学と出世魚現象

　先に子どもは発達をしていく存在なので、もともと横断的で静的な現在の症状のみを用いて診断を行うことは、無理と限界があることを先に触れた。この欠点を補完する目的で、最近発達してきた科学が発達精神病理学である。児童青年期精神医学が対象とする領域は、従来から発達障害、情緒障害という2つにグループに分けられてきた。かつて用いられていた成人精神疾患の3分類、外因性、内因性、心因性疾患の分類でいえば、発達障害は外因性の精神疾患に相当し、情緒障害は心因性（一部に内因性）の精神疾患の区分に相当する。

　しかし、近年の生物学的精神医学研究の進展によって、外因性・心因性といった区別が怪しくなってきた。いわゆる心因性疾患（かつての神経症）においても脳の機能的な異常が明らかにされ、さらに心因であることがもっとも明確な疾患である外傷後ストレス障害（posttraumatic stress syndrome：PTSD）において、強い心的外傷により、扁桃体の機能障害や海馬の萎縮などの明確な器質的変化があらわれることが明らかになった。

　さらにいえば、その後の研究によって、強いPTSD症状を呈する個体は、もともと扁桃体が小さいことも明らかになった。小さい扁桃体がつくられるのは被虐待体験であるという説が有力であるが、一方で遺伝的な素因があることも疑いない。つまり、もともと器質的な基盤がある個体が、強いストレスにさらされたときに、さらに器質的な変化が引き起こされ精神症状として発現するのである。これは器質因（素因）と心因とのかけ算によって治療の対象となる精神疾患が生じるという普遍的なモデルである。

　このモデルは、ほぼすべての慢性疾患の場合と同一であることに注目してほしい。糖尿病の素因をもつ個体は多い。そして素因がある個体とない個体では、糖尿病のなりやすさに大きな違いがある。しかし、素因があっても節制によって発病を防げ、素因がなくても極端な食生活をつづければ発病にいたる。

このモデルは、児童青年期にみられるいわゆる心の問題にもそのまま当てはまる。児童の精神疾患においてもっとも多いパターンはといえば、もともとの生物学的素因に情緒的な問題がからみあって複合的な臨床像がつくられるものである。チック障害を例にとればわかりやすいのではないだろうか。明らかな生物学的素因をもち、それなくしては生じないが、臨床経過としては、ストレスや緊張などの心理的な問題によって、増悪あるいは寛解を繰り返す。一過性で自然軽快をするものが大半を占めるが、重度の不適応にいたるものもある。

　しかし、このような考え方からみると、ほぼすべての情緒障害に属する疾患は、なんらかの素因なり基盤なりを抱えていることに気づかざるをえない。不登校を例としてあげれば、そもそも学校という社会的な場からの退却が生じるにいたるには、その背後になんらかの発達課題上のとりこぼしや、ストレス状況に対処するための精神保健上のはたらきの脆弱性、つまりは素因があると考えざるをえない。ここまで拡げれば、情緒障害と発達障害の区別はなくなってしまう。

　さらに発達途上にある子どもの場合、素因がわずかであっても、たとえば乳幼児期早期に虐待を受け、人の基礎工事に相当するレベルにおける発達課題の崩壊（愛着の未形成など）があれば、素因と同一の問題を引き起こす。これが海馬の容積減少といった脳の変化をもたらすらしいことは先に触れた。被虐待体験をもつ子どもに対して、理想的な育て直しの場が与えられたとしても、それはゼロからではなくマイナスからの出発になる。つまり、このような状況は発達障害と同一の現象にほかならない。われわれが被虐待児を「第四の発達障害」とよぶのはその故である。この呼称は一部の旧態依然たる大家の激怒を買ったと聞くが、ここではこれ以上の言及を避ける。

　子どもにおけるこうした発達臨床独特の問題は、精神医学においてこれまで十分に取り上げられることがなかった。よく考えてみると、児童に独特なのではなくて、むしろ普遍的な論点であり、逆に従来の精神医学が、発達を考慮せずその体系を作り上げたこと自体が、じつは非科学的といわざるをえない大きな欠陥を内部に抱えてきたことに思いいたる。その最たるものこそ

カテゴリー診断学であるのだ。

　この補完として発展してきたのが発達精神病理学である（Rutter, 2010）。発達精神病理学は、発達に沿った病理の展開を明らかにする。リスク因子となる要因を明らかにし、さらにその相互関係を解明する。この作業によって、初めて、介入および予防の可能性が明確になる。これは、慢性の身体病を例としてあげればよりわかりやすいかもしれない。たとえば肥満と循環器障害を体質としてもつ児童に対して、肥満、喫煙、高血圧などの要因が働くと将来の循環器疾患の危険性は当然高くなる。因子相互の関係がわかれば、リスク因子を減らすために、いつどのような介入を行うべきかという指針をつくることが可能になる。

　子どもにカテゴリー診断学を当てはめたときに、しばしば生じる現象が異型連続性（heterotypic continuity）である。一人の子どもが、診断カテゴリーを渡り歩く、あるいはいくつもの診断基準を満たす現象であるが、この呼称があまりに固いのでわれわれは最近、「出世魚現象」とよんでいる。ツバス→ハマチ→メジロ→ブリと名前が変わるように、子どもの臨床像が、カテゴリー診断学を当てはめると変化をしていく。わが国で有名な出世魚減少の好例として、斎藤（2000）による注意欠如／多動性障害→反抗挑戦性障害→素行障害へと展開する破壊的行動症群の行進（DBDマーチ）があげられる。しかしこの場合、われわれの臨床研究では、注意欠如／多動性障害から反抗挑戦性障害に移行する者は普遍的に5〜6割に達するが、一方、素行障害までジャンプするためには、そこに子育て不全の介在が必要である。つまり注意欠如／多動性障害から素行障害への移行を防ぐためには、そこに子ども虐待などの子育て不全を介入させないことが重要なポイントであることが浮かび上がる。

　子どもにおいて心身は1つのものとしてあらわれ、相互に発達的にからみあい、影響しあう。小学校低学年から継続して登校をせず、さらに学習および社会的対人交流の補いを行われなかった場合には、その子どもが成人に達したときに、必ずやなんらかの発達障害、少なくとも発達課題の未達成を抱える。つまり健全な発達課題の保障がなされなければ、情緒的な問題といえ

ども必ず発達障害にたどりつく。逆に、発達障害において、社会的適応障害は、脳の器質的な障害から引き起こされる認知障害よりも、その結果として生じる自信喪失、対人関係における被害念慮、不適切な行動パターンなど、二次障害によってもたらされる。発達障害は情緒障害を伴いやすく、適応不全はしばしば二次的情緒的問題に起因するのである。

3 診断を行う目的は、臨床においては治療を組むためである

　診断 diagnosis という言葉は、ギリシア語の、間 dia、知識 gonosis の合成からなる言葉であるという。間の知識とは、1つは鑑別診断の意味であり、1つは現症から治療をつなぐ知識ではないかというのは、児童精神科のわが国におけるパイオニア故牧田清志の指摘である。逆にいうと、治療を組むために役立たなくては診断そのものがラベルにすぎないのであるが、DSM 診断そのものが、治療もさることながら、アメリカ合衆国の高い高い医療保険の支払いのためにつくられているというところがあり、このあたりが、DSM がヨーロッパの反発を買う所以なのではないかと思う。一方でお膝元のアメリカでも DSM に対する批判は結構根本的なものまで含めてたくさん出ているが、その一方で DSM を用いなくては国際的な雑誌に掲載をしないというのであるから、これはアメリカによる科学支配、まさに学術帝国主義である。われわれは精神医学診断における共通言語として DSM を否定するものではないことを明言しておきたい。そもそもそれでなくてはなんでこんな虎の巻をつくるものか。だがとりわけ児童領域の疾患に関しては、ここまで指摘したように多くの論点が浮上し、その一部は DSM-5 において大きな修正が加えられたが、まだ明らかに不十分な部分も少なくない。

　いずれにせよ、DSM-5 では児童青年期領域の問題が膨れあがり、この部分こそ今回の改訂の目玉ともいえるところであると思う。

　発達精神病理学によるカテゴリー診断学を補完するためのわれわれの試行は最後に提示するとして、この小冊子では DSM-5 に取り上げられた児童青

年期精神医学領域に関わる変更の全体像を鳥瞰し、その背後にある論点を考察し、診断が正しく治療を組むために行われるための解説を試みたい。

〔杉山登志郎・髙貝　就・涌澤圭介〕

II

児童青年期精神疾患の全体像

1 DSM-5では児童青年期の疾患がいろいろなグループに散らばった

　DSM-III以来、児童青年期精神医学領域で取り扱われることが多い問題は、「通常、幼児期、小児期または青年期に初めて診断される障害」という大項目に含まれていた。この大分類が廃止され、いわゆる発達障害に属する「神経発達障害」が創設され、それ以外の疾患は、さまざまな大カテゴリーの中に散らばって記載をされることになった。その全体像を先に見ておこう。児童青年期に関わる問題を全体から拾ってみる（表2-2-1）。

　神経発達障害（neurodevelopmental disorders）は従来の発達障害である。この部分は、児童青年期精神医学の中核であり、後にくわしくその内容を確認するがここで1つ注目をしておきたいのは注意欠如／多動性障害（Attention-Deficit/Hyperactivity Disorder：AD/HD）がこのグループに入ったことである。周知のように、DSM-IVまでは「AD/HDと破壊的行動障害」という子どもの問題行動のグループに含まれていた。AD/HDを発達障害モデルで考え、治療を行うことはわが国では以前からむしろ慣例になっていた。2005年の発達障害者支援法おいて、世界に先駆けてAD/HDを発達障害と認定したことをわが国は自慢してよいのではないかと思う。

　うつ病群に含まれた重度気分調整不全障害（Disruptive Mood Dysregulation Disorder：DMDD）はこれまで重症気分調整不全（Severe Mood Dysregulation：SMD）という概念で検討をされてきたグループである。正確に

表 2-2-1　DSM-5 における児童青年期の精神科疾患

神経発達障害 　・知的障害 　・コミュニケーション障害 　・自閉症スペクトラム 　・注意欠如／多動性障害 　・特異的学習障害 　・運動障害 　　発達性協調運動障害 　　常同的運動障害 　　チック障害 　　トゥーレット障害 　　固執運動性、言語性チック障害 　　その他のチック障害 　・その他の神経発達障害 栄養補給と摂食障害 　・子どもの異食症 　・反芻症 　・制限された食物摂取障害 　・拒食症 　・過食症 　・食べ吐き症 　・その他の栄養摂取と摂食障害 排泄障害 　・遺尿症 　・遺糞症 　・その他の排泄障害 睡眠覚醒障害 睡眠時異常行動障害 　・非レム睡眠覚醒障害 　　夢中遊行型 　　夜驚型 　・悪夢障害	うつ病 　・重度気分調整不全障害 不安障害 　・分離不安 　・選択性緘黙 強迫および関連障害 　・抜毛癖 　・皮膚引っ掻き症 トラウマとストレス因子関連障害 　・反応性愛着障害 　・脱抑制社会関係障害 　・PTSD（6歳以下の） 　・適応障害（児童青年期の） 性違和障害 　・子どもの性違和障害 破壊的衝動コントロールと素行障害 　・反抗挑戦性障害 　・間歇性爆発障害 　・素行障害　児童期発症型 　　　　　　　　青年期発症型 　・反社会的人格障害 　・放火癖， 　・窃盗癖 　・その他の破壊的衝動コントロール障害 臨床的に注目されるその他の状況 　家族関係、育ちの問題、虐待など

いうと、そのSMDから気分の上下を引いたものがDMDDである。今後、論争が起きることは間違いないグループであるが、この群の問題に関しても後の検討に回そう。

　分離不安と選択性緘黙が不安障害に、抜毛癖と皮膚引っ掻き症が強迫および関連障害に含まれた。さらに従来の反応性愛着障害が2つに分けられ、反応性愛着障害と脱抑制社会関係障害とおのおの独立してトラウマとストレス因子関連障害に入った。このグループも後に検討をする。また適応障害は独立した大項目から外れ、このグループに含まれるようになった。

　異食や反芻などの、重度の発達障害や児童に認められる食行動異常は哺食と摂食障害の中に含まれた。またこれまで、悪夢障害、睡眠驚愕障害、睡眠時遊行症などの呼称が与えられていた睡眠中に認められる小児の行動異常が、睡眠時異常行動障害としてまとめられ、それぞれ脳における病態生理に沿って分類整理された。

　もう1つの大きな変更点が、破壊的行動障害である。DSM-IVにおいて「どこにも分類されない衝動制御障害（Impulse-Control Disorders Not Elsewhere Classified）」というきわめて納まりが悪いグループが存在することは、精神科医であってもDSM-IVをよほどていねいに読み込んだ者しか知らないのではないだろうか。このグループがAD/HDを抜いた従来の破壊的行動障害とドッキングし、反抗挑戦性障害、素行障害、間歇性爆発障害、反社会的人格障害などと、いわば反社会的破壊的行動を伴うグループがひとまとめにされた。これは非行を中心とする大きなグループであり、後に再度取り上げたい。

　臨床的に注目されるその他の状況とは、先に触れたように、従来の4軸である。むしろ煩雑なほど、ありとあらゆる状況因的問題が項目だけは取り上げられてぶち込まれており、状況因をわれわれはけっして無視をしているのではないよ、とDSM-5の編集委員から、あらかじめいいわけをされているかのような印象を受ける。

2 なぜ散らばったのか

「おもに児童、青年期に起きる問題」にこれまで括られていた児童青年期領域の疾患が、DSM-5では発達障害を除き、なぜ散らばったのだろうか。

この変化は、病因を意識しての変更に違いない。そもそもDSM-IIIから7年おきに変更が繰り返されていたDSMが、ドラフトこそ早く出されていたものの、2013年の上梓にいたるまでに19年もの時間を要したのは、急速に発展をした脳科学の成果を取り込み、より病態に沿った形でのカテゴリー化ができないかという議論があったからである。しかしながら、この形での大変更は、結局は見送られることになった。いくつかのレベルに分けるにしても、いまだに精神疾患全体を、その病態に沿った形で再編することは困難なことがはっきりした。しかしDSM-5の諸項目を見ていくと、しかしその検討の過程の一部を取り込むことになったのではないかと考えられる。そもそもローマ数字のVではなく、アラビア数字5が用いられた理由は、今回出版されたDSM-5とはじつは5.0版であり、5.1版、5.2版……とバージョンアップをすることが想定されているからであるという。おそらく、多軸診断の廃止もこの変化に沿ってなのだろう。なぜなら多軸診断は基本的には現在の状態に対する評価であり、病因を意識したものではないからである。

ではこのような変更によって理解しやすくなったであろうか。その評価を行うのは現時点では尚早だが、発達精神病理学という立場からそれぞれの診断項目を鳥瞰したとき、残念ながら不十分といわざるをえない。その理由を考えてみると、まさしく発達精神病理学的視点が不足しているからである。さらにその理由を考えてみると、一人の患者を長期にわたって普遍的にフォローアップするのが困難という、アメリカ合衆国の医療システム上の問題が背後に透けて見える。発達精神病理学が主としてヨーロッパを中心に発展していることも、この問題と無関係ではないであろう。

しかしそれでもなお、DSM-5は過去20年前後のさまざまな臨床研究の成果もまた盛り込まれていて、アメリカ合衆国および英語圏の臨床精神医学が

いまだにきちんと躍動していることを何よりも雄弁に語っていると思う。
　以下に児童青年期精神医学領域に関連する注目される項目について取り上げ、それぞれについての若干の解説を試みる。

〔杉山登志郎・髙貝　就・涌澤圭介〕

III

神経発達障害

　先に述べたように、これは従来発達障害とよばれてきたグループである。表2-3-1に、DSM-5における神経発達障害とDSM-Ⅳの分類とのおおまかな対応を示す。これまでに述べてきたように、疾患概念や名称の大幅な変更があり、それぞれの簡略な説明と、解説を行う。ちなみに自閉症スペクトラムと、注意欠如／多動性障害については重要なグループなので、項目をあらためて行う。

1 知的障害（Intellectual Disabilities）

　この中に、知的障害（知的発達障害：Intellectual Developmental Disorder）と、全般性発達遅延（Global Developmental Delay）および特定不能の知的障害（Unspecified Intellectual Disability）の3群を含む。
　まず知的障害であるが、これは従来の精神遅滞（Mental Retardation）のとくに遅滞という言葉がかなり差別的な響きをもつことから、これまでにもイギリスなどではこの名称が用いられてきていた。従来の精神遅滞においては、定義としては知的障害と適応障害の両者が存在すること、さらに知能の高低によって、重症分類が行われてきた。しかしDSM-5では知的障害と適応障害の両者が存在することは同じであるが、重症度評価の指標として、生活適応能力が重視され、単に知能指数での分類ではなくなった。それらはおもに学力領域（Conceptual domain）、おもに社会性領域（Social domain）、おもに生活自立能力領域（Practical domain）に関して、それぞれ具体的な状

況から重症度の判定を行う形に変化するという大きな変更が行われた。

　この理由としては、知能指数というものが固定的ではないこと、また評価方法によっても変化するという事実が踏まえられている。脱線に近いが、これまで世界的に知的能力として2標準偏差より低い（おおむねIQ70未満；この基準自体はDSM-5でも変化はない）者の割合は2％、精神遅滞の定義に合致する者の割合は1％とされており、DSM-5でも罹病率として1％という値が記されている。ところが最近のわが国において、幼児健診、就学健診などにおける悉皆調査で、知的障害の罹病率が減少しているという指摘がなされている。ここには2つの要因がからんでいるらしい。1つは幼児教育の進展である。幼児教育が進めば、知能検査で示される知能指数の中央値は高いほうにずれる。それによって相対的に知的障害の割合が減少する。これをフリン効果（Flynn effect；Flynn, 1987）といい、WISC-IIIで測定をしたとき、中央値はIQ110前後になり、現在わが国の児童において、IQ70未満を示す知的障害は0.8％という鷲見による報告がある（鷲見, 2011）。もう1つは併存症の問題である。知的障害において併存症は広く存在し、逆にいえば純然たる知的障害のみの者は相対的に減少する。たとえばIQ30未満の知的障害において自閉症スペクトラムの併存率は8割にのぼる。

　全般性発達遅延（Global Developmental Delay）および特定不能の知的障害（Unspecified Intellectual Disability）は、前者は諸領域で遅れがあり、5歳以下などまだ幼いので、十分で正確な知的発達評価ができない場合であり、後者は5歳以上でも身体的問題や行動的問題等により、十分な知的評価ができない場合である。

2　コミュニケーション障害（Communication Disorders）

　言語障害（Language disorder）は従来のコミュニケーション障害である。これまでの表出型（理解はよいが表出がだめ）、表出受容型（理解も悪く表出もだめ）の区分がなくなり、一括して言語取得と使用の障害とされ、表出と理

表 2-3-1　精神発達症群の診断分類の変更

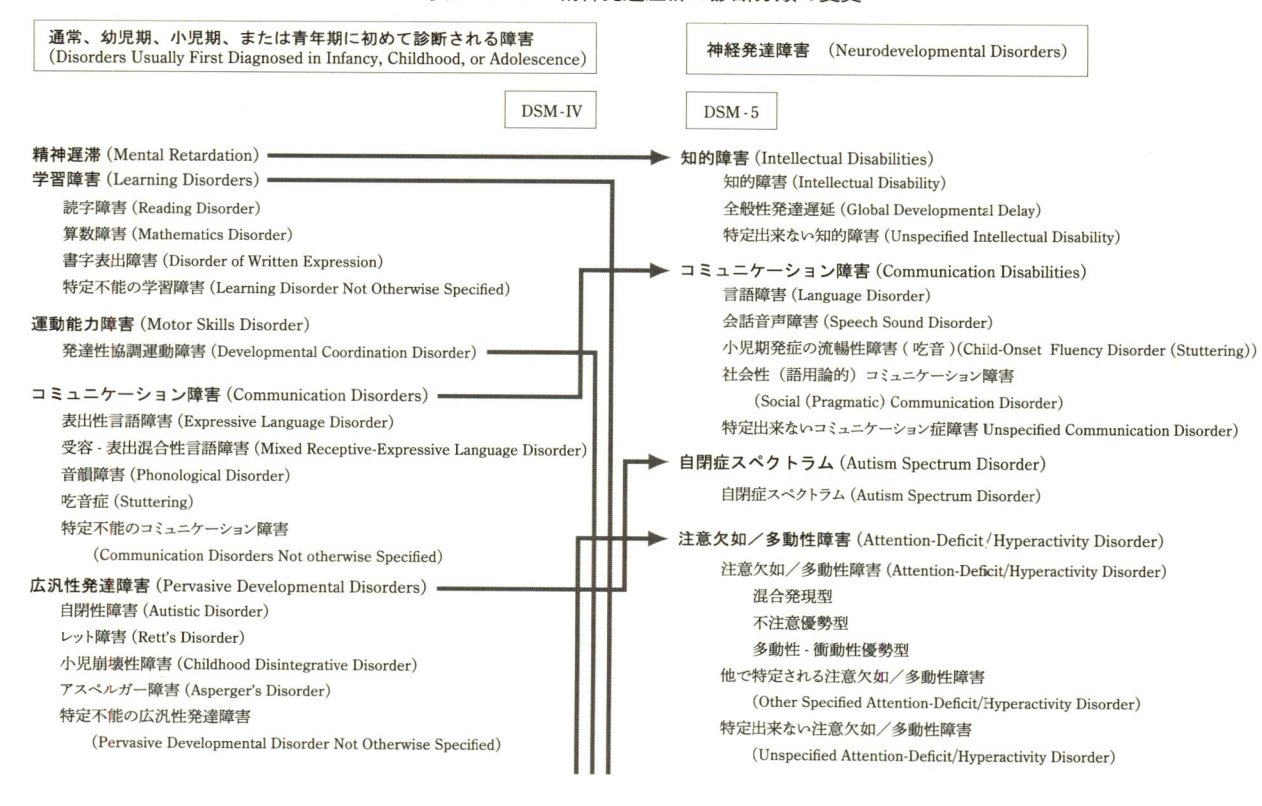

DSM-5　神経発達障害 (Neurodevelopmental Disorders)

- 知的障害 (Intellectual Disabilities)
  - 知的障害 (Intellectual Disability)
  - 全般性発達運延 (Global Developmental Delay)
  - 特定出来ない知的障害 (Unspecified Intellectual Disability)
- コミュニケーション障害 (Communication Disabilities)
  - 言語障害 (Language Disorder)
  - 会話音声障害 (Speech Sound Disorder)
  - 小児期発症の流暢性障害（吃音）(Child-Onset Fluency Disorder (Stuttering))
  - 社会性（語用論的）コミュニケーション障害 (Social (Pragmatic) Communication Disorder)
  - 特定出来ないコミュニケーション症群障害 Unspecified Communication Disorder
- 自閉症スペクトラム (Autism Spectrum Disorder)
  - 自閉症スペクトラム (Autism Spectrum Disorder)
- 注意欠如／多動性障害 (Attention-Deficit/Hyperactivity Disorder)
  - 注意欠如／多動性障害 (Attention-Deficit/Hyperactivity Disorder)
  - 不注意優勢型
  - 多動性・衝動性優勢型
  - 混合発現型
  - 他で特定される注意欠如／多動性障害 (Other Specified Attention-Deficit/Hyperactivity Disorder)
  - 特定出来ない注意欠如／多動性障害 (Unspecified Attention-Deficit/Hyperactivity Disorder)

DSM-IV　通常、幼児期、小児期、または青年期に初めて診断される障害 (Disorders Usually First Diagnosed in Infancy, Childhood, or Adolescence)

- 精神遅滞 (Mental Retardation)
- 学習障害 (Learning Disorders)
  - 読字障害 (Reading Disorder)
  - 算数障害 (Mathematics Disorder)
  - 書字表出障害 (Disorder of Written Expression)
  - 特定不能の学習障害 (Learning Disorder Not Otherwise Specified)
- 運動能力障害 (Motor Skills Disorder)
  - 発達性協調運動障害 (Developmental Coordination Disorder)
- コミュニケーション障害 (Communication Disorders)
  - 表出性言語障害 (Expressive Language Disorder)
  - 受容・表出混合性言語障害 (Mixed Receptive-Expressive Language Disorder)
  - 音韻障害 (Phonological Disorder)
  - 吃音症 (Stuttering)
  - 特定不能のコミュニケーション障害 (Communication Disorders Not otherwise Specified)
- 広汎性発達障害 (Pervasive Developmental Disorders)
  - 自閉性障害 (Autistic Disorder)
  - レット障害 (Rett's Disorder)
  - 小児崩壊性障害 (Childhood Disintegrative Disorder)
  - アスペルガー障害 (Asperger's Disorder)
  - 特定不能の広汎性発達障害 (Pervasive Developmental Disorder Not Otherwise Specified)

第2章　児童青年期の精神疾患

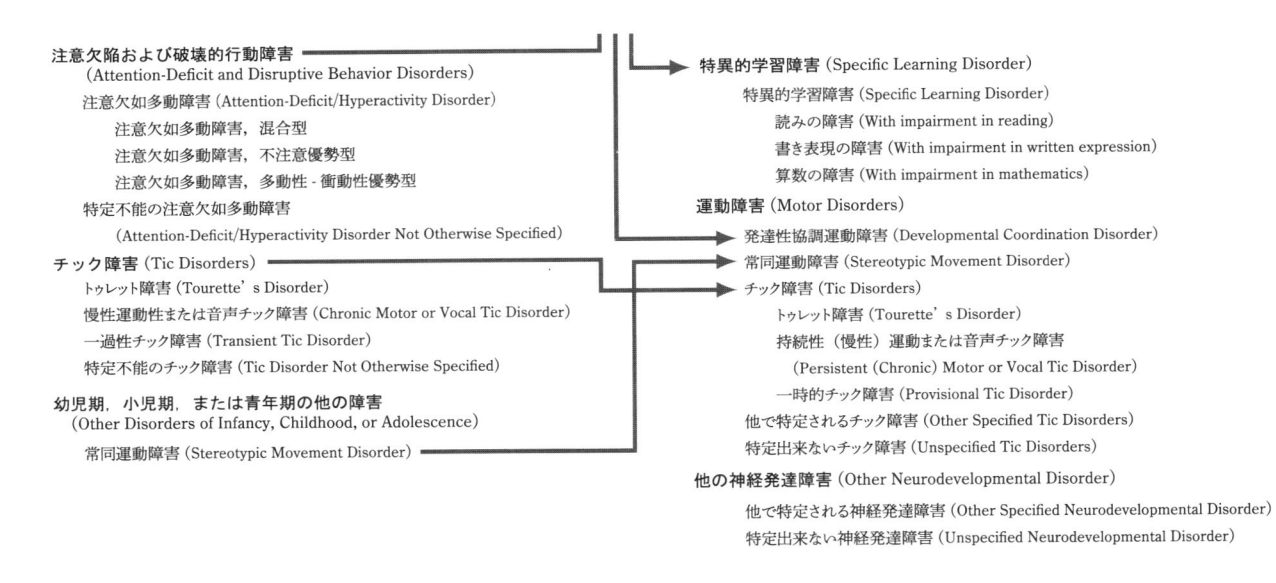

注意欠陥および破壊的行動障害 (Attention-Deficit and Disruptive Behavior Disorders)
　注意欠如多動障害 (Attention-Deficit/Hyperactivity Disorder)
　　注意欠如多動障害，混合型
　　注意欠如多動障害，不注意優勢型
　　注意欠如多動障害，多動性・衝動性優勢型
　特定不能の注意欠如多動障害
　　(Attention-Deficit/Hyperactivity Disorder Not Otherwise Specified)

チック障害 (Tic Disorders)
　トゥレット障害 (Tourette's Disorder)
　慢性運動性または音声チック障害 (Chronic Motor or Vocal Tic Disorder)
　一過性チック障害 (Transient Tic Disorder)
　特定不能のチック障害 (Tic Disorder Not Otherwise Specified)

幼児期，小児期，または青年期の他の障害
　(Other Disorders of Infancy, Childhood, or Adolescence)
　常同運動障害 (Stereotypic Movement Disorder)

→ 特異的学習障害 (Specific Learning Disorder)
　特異的学習障害 (Specific Learning Disorder)
　　読みの障害 (With impairment in reading)
　　書き表現の障害 (With impairment in written expression)
　　算数の障害 (With impairment in mathematics)

運動障害 (Motor Disorders)
　発達性協調運動障害 (Developmental Coordination Disorder)
　常同運動障害 (Stereotypic Movement Disorder)
　チック障害 (Tic Disorders)
　　トゥレット障害 (Tourette's Disorder)
　　持続性（慢性）運動または音声チック障害
　　　(Persistent (Chronic) Motor or Vocal Tic Disorder)
　　一時的チック障害 (Provisional Tic Disorder)
　　他で特定されるチック障害 (Other Specified Tic Disorders)
　　特定出来ないチック障害 (Unspecified Tic Disorders)

他の神経発達障害 (Other Neurodevelopmental Disorder)
　他で特定される神経発達障害 (Other Specified Neurodevelopmental Disorder)
　特定出来ない神経発達障害 (Unspecified Neurodevelopmental Disorder)

解の障害両方を包含した概念となった。この理由は、表出型の児童の大半はフォローアップするうちに言語を獲得するためであり、むしろ学習障害などの他の精神発達障害の幼児期の症状の1つと考えることができるからである。ちなみにDSM-5において言語は、話し言葉、書き言葉、サイン言語等を包括している。これによってたとえば手話を用いる聴覚障害に関しても、コミュニケーション症の可能性を考慮することが可能になった。

会話音声障害（Speech Sound Disorder）は、DSM-IVにおける音韻障害とほぼ同じであるが、発達期初期に発症することが明記された。

小児期発症の流暢性障害（吃音）（Childhood-onset Fluency Disorder（Stuttering））は、従来の吃音症とほぼ同じである。新たに不安との関連があることや、発達期初期に発症することが明記された。

社会的（語用論的）コミュニケーション障害 Social（Pragmatic）Communication Disorder

DSM-5で新設されたコミュニケーション障害が、この症候群である。これは、広汎性発達障害から自閉症スペクトラムへの変更に伴って新たに導入された疾患である。このグループとは、これまで特定不能のその他の広汎性発達障害、あるいは非定型自閉症と診断を受けていた児童のうち、社会的コミュニケーション能力が弱いが、明確なこだわりや感覚異常が認められず、自閉症スペクトラムの診断基準を満たさないという例が該当することになっている。自閉症スペクトラムのところでもう一度取り上げるが、先に愚痴というか問題点をいわせていただければ、1970年代から80年代にかけて、自閉症の中心が言語コミュニケーションの障害にあるといういわゆる自閉症の言語障害仮説の中で、十分すぎるほどに自閉症の言語障害および自閉症と言語障害との比較検討が行われ、自閉症における言語障害は、語用論的障害であるという結論が得られていた。このグループの創設はただちに、それでは自閉症スペクトラムの語用論的障害と、社会的（語用論的）コミュニケーション症の語用論的障害の違いは何なのかという論議をよびこむことになる。言語学は学際的な学問であり、ソシュールからチョムスキーからヴィトゲンシ

ュタインから認知言語学まで、論文（狐）の背後には言語学（虎）が姿をのぞかせているのである。著者の一人杉山はかつて「コミュニケーション障害としての自閉症」という展望（杉山，2004）を書いた時に七転八倒した経験があり、あの悪夢をもう一度よび起こす気かと被害的な怒りすら沸き上がるのであるが。

3 特異的学習障害（Specific Learning Disorder）

　従来の学習障害である。これまでと同様に、読み、書き、算数の障害を区分するが、症状記載は学習習得段階に沿って、非常に詳細になった。読みの障害（With impairment in reading）は単語の読みの正確さからはじまって、読む速度、流暢さ、文章の理解度合い（たとい読めていたとしても）等を評価すると規定された。書き表現の障害（With impairment in written expression）はスペル、文法、句読点、そして文章の明確さや構成の正確さ等を評価する。算数障害（With impairment in mathematics）は数感覚、計算の正確さや流暢さ、ひいては数学的思考等が評価される。つまりDSM-5では発達段階を考慮して症状評価ができるように改正されているところが大きな進展である。各学年においてどんな形で症状があらわれるのかに関して、具体例が明記されている。また知的障害と同様に、援助や配慮の必要程度による重症度分類が導入され、軽症（mild）、中等度（moderate）、重度（severe）の3区分がもうけられた。これも脱線であるが、わが国の文部科学省はいつまで「学習障害の文部科学省定義」（平成11年）を用いつづけるつもりなのだろう。これは次のような定義である。「学習障害とは、基本的には全般的な知的発達に遅れはないが、聞く、話す、読む、書く、計算するまたは推論する能力のうち特定のものの習得と使用にいちじるしい困難を示すさまざまな状態を指すものである」。これでは発達障害のすべてではないか。こんな定義を使いつづけることが教育における科学の否定に直結しているのだ。ある高名な小学校校長の言によれば、教育は科学ではなく愛だそうである。もちろん愛がないのは困るが、科学を否定されるのも困る。

4 運動障害（Motor Disorders）

　このグループは従来の運動能力障害とチック障害をドッキングさせたものである。

　発達性協調運動障害（Developmental Coordination Disorder）は従来とほぼ同じであるが、症状記載に関しては非常に具体的になり、その発症が発達期初期であると明記された。

　常同運動障害（Stereotypic Movement Disorder）も従来のものとほぼ同じである。動きの抑制ができる程度によって重症度を区分している。

　従来のチック障害は、トゥレット障害（Tourette Disorder）、および持続性（慢性）運動または音声チック障害（Persistent (Chronic) Motor or Vocal Tic Disorder）に分けられ、3カ月以上の発作間歇期があってもよいことになった。一時的チック障害（Provisional Tic Disorder）も、従来の一過性チック障害（Transient Tic Disorder）とほぼ同一である。

5 他の神経発達障害（Other Neurodevelopmental Disorder）

　他で特定される神経発達障害（Other Specified Neurodevelopmental Disorder）は明確に神経発達疾患であるが、診断基準を満たさない例で、胎生期母体からのアルコール暴露症候群などが含まれる。特定不能の神経発達障害（Unspecified Neurodevelopmental Disorder）は、情報不足により診断項目が未定のものをさす。

〔杉山登志郎・髙貝　就・涌澤圭介〕

IV

自閉症スペクトラム

1 大きな概念の変更があった

　DSM-5における児童青年期領域の目玉が広汎性発達障害（Pervasive Developmental Disorder：PDD）からこの自閉症スペクトラム（Autism Spectrum Disorder：ASD）への変更である。DSM-Ⅲ以来、自閉症を代表とする生来の社会性の発達障害を示すグループを広汎性発達障害とよんできた。この呼称の理由は、自閉症圏の発達障害が、さまざまな広汎な領域の発達の問題を引き起こすからである。DSM-Ⅳでは表2-4-1に示す診断カテゴリーによって構成されていた。つまり自閉性障害、レット障害、小児期崩壊性障害、アスペルガー障害、特定不能の広汎性発達障害（Pervasive Developmental Disorder Not Otherwise Specified：PDDNOS）：非定型自閉症（Atypical Autism）である。DSM-5では、このうちレット障害はMethyl-CpG-binding protein2 遺伝子が原因遺伝子と特定されたことを受け、DSM-5では独立した診断名としてはあげず、もし自閉症スペクトラムの症状がレット障害に関連していることが判明した場合は、その旨を付記することになった。そしてレット障害以外の下位診断項目4つをすべて自閉症スペクトラムに押し込む形になった（表2-4-1）。さらにDSM-Ⅲ以来、自閉症および広汎性発達障害は、Wingの3徴候、すなわち、①社会性の障害、②コミュニケーションの障害、③想像力の障害とそれにもとづく行動の障害（こだわり行動）の各領域の機能の遅れや異常の有無によって判定されてきた。しかし、DSM-5では、自閉症スペクトラムの診断基準は、①社会的コミュ

表 2-4-1　DSM-Ⅳ・DSM-5・ICD10の比較

DSM-Ⅳ	DSM-5	ICD-10
広汎性発達障害 299.00 自閉性障害 299.80 レット障害 ……遺伝子が特定されたのでなくなる 299.10 小児期崩壊性障害 299.80 アスペルガー障害 299.80 特定不能の広汎性発達障害（PDDNOS；非定型自閉症）	299.00 Autism Spectrum Disorder（自閉症スペクトラム）……全部ここに押し込む 315.39 Social Communication Disorder（社会的コミュニケーション障害）……全部ではないがPDDNOSの一部を入れる	F80.89 F84　広汎性発達障害 F84.0 小児自閉症 F84.1 非定型自閉症 F84.3 他の小児崩壊性障害 F84.4 精神遅滞および常同運動に関連した運動性障害 F84.5 アスペルガー障害 F84.8 他の広汎性発達障害 F84.9 広汎性発達障害、特定不能なもの

表 2-4-2　自閉症スペクトラムの診断基準

以下のA、B、C、Dを満たすこと
A：社会的コミュニケーションおよび相互関係における持続的障害（以下の3点）
　1．社会的、情緒的な相互関係の障害
　2．他者と交流に用いられる言葉を介さないコミュニケーションの障害
　3．(年齢相応の対人)関係性の発達・維持の障害
B：限定された反復する様式の行動、興味、活動（以下の2点以上で示される）
　1．常同的で反復的な運動動作や物体の使用、あるいは話し方
　2．同一性へのこだわり、日常動作への融通のきかない執着、言語・非言語上の儀式的な行動パターン
　3．集中度や焦点付けが異常に強く限定、固定された興味
　4．感覚入力に対する敏感性あるいは鈍感性、あるいは感覚に関する環境に対する普通以上の関心
C：症状は発達早期の段階で必ず出現するが後になって明らかになるものもある
D：症状は社会や職業その他の重要な機能に重大な障害を引き起こしている

ニケーションおよび相互関係における持続的障害、および②限定された反復する様式の行動、興味、活動の2つの領域にまとめられた。そして②の下位項目に臨床上の特徴としてよく観察される知覚過敏性・鈍感性など知覚異常の項目が追加された（表2-4-2）。またこれらの問題が幼児期を過ぎて初めて見いだされる可能性に関して言及している。要するに従来の幼児期の症状を中核とした診断基準から、どの年齢でも用いることが可能なものへと大きく変わった。

2 なぜスペクトラムか

　なぜこれだけ大きな変更があったのだろうか。背景の1つにはアスペルガー障害登場以後の、広汎性発達障害の広がりがある。DSM-5の今回の変更に大きな影響を与えたアメリカの研究者の話を直接聞くと、もともとの動機はどうやら広がりすぎた広汎性発達障害をもっと狭めることであったようだ。その是非は後に論じるとして、診断という視点からすると、これまでのDSM-Ⅳをそのまま用いると、えらく特定不能の広汎性発達障害が多くなってしまう。この項目は、非定型自閉症という呼称もついていて、つまり非定型群である。非定型群がもっとも多いということは、診断基準そのものに問題があることにほかならない。DSM-ⅣとDSM-5との違いを表すと図2-4-1のようになる。これまでの考え方では、PDDとそれ以外は隔絶されている。一方スペクトラムとは連続体のことである。たとえば、光のスペクトラムである虹の色はどこまでが赤でどこまでが黄色といった境界線を引くことはできずに、赤から紫まで色が変化していく。自閉症スペクトラムにおいても、重症の者から軽症の者まで境界線を引かずに連続していて、そのもっとも軽い群は、従来から指摘されてきた広範な自閉症発現型（Broad Autism Phenotype：BAP）に連続的につながっていき、さらにその外側に一般のちょっと変わり者に連続していく。この考え方をとれば、健常者との境界に位置する境界線上の軽症者がもっとも人数が多いということは当然である。

図2-4-1　広汎性発達障害と自閉症スペクトラム

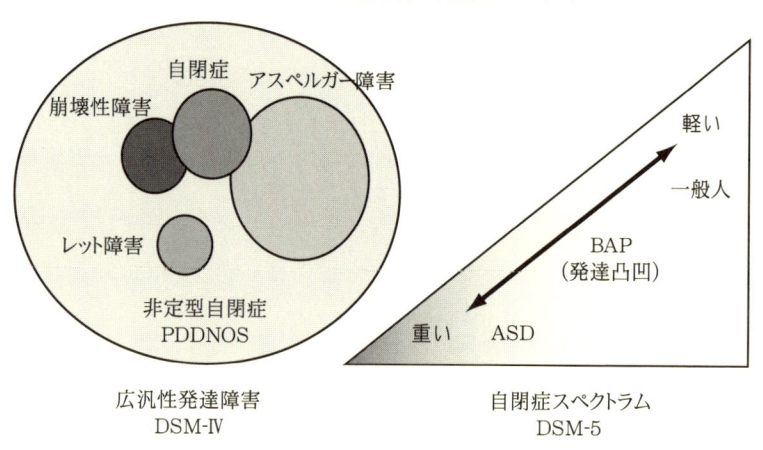

（広汎性発達障害 DSM-IV：自閉症、アスペルガー障害、崩壊性障害、レット障害、非定型自閉症 PDDNOS）

（自閉症スペクトラム DSM-5：軽い←一般人／BAP（発達凸凹）→重い ASD）

　ついでに呼称の問題について触れておきたい。自閉症スペクトラムを自閉スペクトラム障害とする意見もあるようだが、自閉 autism が統合失調症の部分症状からとられていることは周知のことであり、この命名には「障害」以上に、数十年にわたって誤解を招くという不評がつづいていた。また autistic disorder を自閉性障害とよばず、一般的には自閉症と訳してきたように、自閉症という言葉の中には、障害の意味をすでに含んでいると考えられる。「自閉」と「症」を分けて用いると、この問題が再燃しかねない。社会性の障害を核とする発達障害を自閉症とよぶことについて、抵抗なく用いられるようになってきたので、われわれとしては自閉症スペクトラムとよびたい。

　DSM-5ではこの一括したグループを軽度、中等度、重度とそれぞれ具体例を示し、判定を行うということになった。重症度区分を表2-4-3に示す。社会的なコミュニケーションと限定・反復された行動について障害の重さにより3段階に区分し、支援を提供する際の目安としている。

表2-4-3　DSM-5の重症度による区分

重さのレベル	社会的な コミュニケーション	限定、反復された行動
レベル3：きわめて強力な支援を要する	きわめて重篤な言語・非言語コミュニケーション能力の欠陥が、重篤な機能障害、社会的交流への導入の制限、他者からの働きかけに対する最小限の反応をもたらしている。	柔軟性のない行動、変化への適応が非常に苦手、限定・反復された行動が明らかにすべての領域で障害となる。焦点や行動の切り替えに非常な困難を伴う。
レベル2：多くの支援を要する	明らかな言語・非言語コミュニケーション能力の欠陥が、適切な支援がある場面でも明らかな社会的障害、社会的交流への導入の困難、他者からの働きかけに対する限弱されたあるいは異常な反応をもたらしている。	柔軟性のない行動、変化への適応が苦手、限定・反復された行動が普通の人々からみても明らかである。焦点や行動の切り替えに困難を伴う。
レベル1：支援を要する	コミュニケーションスキルの欠陥による特記すべき障害が支援のない場面で認められる。社会的交流への導入への困難、他者からの働きかけに対する非定型・非連続的な反応を示す。社会的交流への興味が減退しているかもしれない。	柔軟性のない行動が1つ以上の状況での明らかな困難をもたらす。行動の切り替えが苦手である。組織だった行動や困難を伴う独り立ちを計画する際に問題がある。

3　ASDは減るか？

　先に述べたように、DSM-IVにおいて頭痛の種であったPDDNOSの全部ではなく、その中で、こだわり行動などが明確でないグループを社会的コミュニケーション障害と診断にすることになった。このため、従来DSM-IVではPDDNOSと診断されていた症例にあっては、DSM-5では社会的コミュニケーション障害と評価しうるものがあると考えられるが、一方でDSM

-Ⅳにおいて PDDNOS と診断されていたグループを、DSM-5 であえて社会的コミュニケーション障害に変更する必要はないとも書かれている。さてこれで、本当に ASD は PDD よりも少なくなるのだろうか。じつはもっと大きな変更がある。それはかねてから指摘されていた ASD と AD/HD との併存を認めるという変更である。

　われわれは DSM-5 が出てから、児童精神科の外来にこの新たな診断基準表を置いて、新患に関してなるべくチェックをするようにしてきたが、DSM-Ⅳよりはるかに診断が容易になり、また診断対象が広がったというのが実感である。それはそうだ。知覚入力の異常が認められればあと 1 項目のこだわり行動で基準 B は陽性になる。しかも AD/HD の併存があっても診断ができる。

　ちなみに現行の ICD-10 ではじつに 7 つに下位診断を設けている（表 2 - 4 - 1）。余計な心配であるが、2 年後の 2015 年に登場するといわれている ICD-11 ではいったいどうなるのか気になるところである。

　もう 1 つ非常に残念であるのは、わが国ではいろいろ話題になっているうつ病をはじめとする ASD の後年の併存症についてまったく触れられていない点である。いまだにアメリカ合衆国において児童精神科領域の最大の対象は AD/HD であるが、この ASD と AD/HD との併存が可能ということによって、アメリカ合衆国における AD/HD 中心の臨床が少し変化することを期待しているが。

〔杉山登志郎・髙貝　就・涌澤圭介〕

V

注意欠如／多動性障害

1 発達障害に正式に仲間入り

　DSM-IVまでは行動障害に分類されていた注意欠如／多動性障害（Attention-Deficit/Hyperactivity Disorder：AD/HD）は、DSM-5では神経発達障害に分類されるという大きな変更があった。もう1つはなにかと話題になることが多かった成人症例の診断を念頭においた記載がなされたことである（表2-5-1）。
　診断項目全体としては従来の項目からのいちじるしい変更は認められないが、大きな変更点としては、症状発現年齢が、7歳以前から、12歳以前に引き上げられたこと、17歳以上の場合では下位項目を5項目満たせばよいと診断基準が緩和されたこと、そして重症度分類が導入されたことである。軽度（mild）、中等度（moderate）、重度（severe）に分けられ、軽度にいたっては生活上の問題が少ししかない状況を指すものの、従来と同様に診断項目には「明らかに生活や学習の支障をきたすこと」という社会適応上の障害の存在が明記されているので、この部分は今後論議をよぶことが予想される。

2 虐待系の多動との鑑別は可能か

　ほとんど脱線に近いが、臨床的には虐待系の多動との鑑別は大きな問題である。なんとなれば、治療方法がまったく異なるからである。われわれは以前、解離の有無が大きな決め手と述べたが、その後の臨床研究を積み重ねて

表2-5-1 注意欠如/多動性障害の診断基準

A1：以下の不注意症状が6つ（17歳以上では5つ）以上、6カ月以上持続
  a．こまやかな注意ができずケアレスミスをしやすい
  b．注意を持続することが困難
  c．話を聞けないようにみえる（うわの空、注意散漫）
  d．指示に従えず、宿題などの課題が果たせない
  e．課題や活動を整理することができない
  f．精神的努力の持続を要する課題を嫌う
  g．課題や活動に必要なものを忘れがちである
  h．外部からの刺激で注意散漫となりやすい
  i．日々の活動を忘れがち
A2：以下の多動／衝動性の症状が6つ（17歳以上では5つ）以上、6カ月以上持続
  a．着席中、手足をソワソワ、モジモジする
  b．着席が期待されている場面で離席する
  c．不適切な状況で走り回ったりよじ登ったりする
  d．静かに遊んだり余暇を過ごすことができない
  e．「突き動かされるように」じっとしていられない
  f．しゃべりすぎる
  g．質問が終わる前にうっかり答えはじめる
  h．順番待ちが苦手である
  i．他の人の邪魔をしたり、割り込んだりする
B：不注意、多動・衝動性の症状のいくつかは12歳までに存在
C：不注意、多動・衝動性の症状のいくつかは2つ以上の環境で存在（家庭、学校、職場……）
D：症状が社会、学業、職業機能を損ねている明らかな証拠がある
E：統合失調症や他の精神障害の経過で生じたり、説明することができない

みると、AD/HDの基盤があって虐待がかけ算になった例も、基盤がなくて虐待系の多動を呈している例も、子ども虐待があれば解離症の併存があるので、鑑別の決め手にはなりそうもない。

  DSM-5におけるAD/HDの鑑別診断の項目には、間歇性爆発障害や双極性障害や重度気分調整不全障害など、今後論議を引き起こしそうな診断名がずらっと並んでいるが、愛着障害についてはさらっとだけ触れられていて、AD/HDの診断基準を全部満たすことはないとか、AD/HDには選択的対人関係の障害はないからとか、容易に判別ができそうなニュアンスでの短い記

載があるのみである。後に少しだけ触れるが、アメリカ精神医学会全体の、この子育て不全をめぐる問題に対しての無視傾向はいったいなぜなのだろう。これも医療システムの問題が大きく背後にあるのではないかと感じるのであるが。この問題は次の項目に直結する。

〔杉山登志郎・髙貝　就・涌澤圭介〕

VI

その他の児童青年期精神医学領域のトピックス

1 重度気分調整不全障害（Disruptive Mood Dysregulation Disorder：DMDD）

　この病態は、先に述べたようにうつ病群の中に含まれている。通常の気分の状態は抑うつ的であるのに、週に3回以上かんしゃくを噴出される児童から青年期の（6歳から17歳において診断が可能）なグループである（表2-6-1）。先に用語について触れておきたい。Disruptive を破壊的とこれまで訳してきたが、ニュアンスとしては重篤という意味もあり、意訳に近いがここでは重度気分調整不全障害という訳を用いた。

　21世紀になってから、周期的なかんしゃくを噴出させる児童については注目をされるようになり、その相当部分は双極性障害と考えられてきたが、双極性障害と診断される児童があまりに多くなったという理由によって、病因論的に異なったグループではないかという見解も表明されてきた。その中で重症気分調整不全（Severe Mood Dysregulation：SMD）という概念が登場した。これは感情コントロールの調整が困難で、ハイテンションによるトラブルそしてかんしゃくを繰り返す児童である。この SMD の検討の中で、基盤にあるのは抑うつであるという指摘が行われ、SMD から双極性障害の要素、つまり気分の周期的変動を引いたものとして DMDD が登場したと説明をされている。

　われわれがこれらの気分変動を示す児童にこだわるのは、とりわけ子ども虐待の臨床において、この臨床像を呈する児童にたくさん出会い、またこの

第 2 章　児童青年期の精神疾患

表 2-6-1　重度気分調整不全障害の診断基準

A．言葉と行為による、かんしゃくの噴出を繰り返す、その強さや持続は、挑発された程度に見合っていない
B．かんしゃくの噴出は発達レベルに合致しない
C．平均して週に 3 回以上生じる
D．かんしゃくの間の気分は、ほぼ日常的にイライラしているか不機嫌であることが、他者によって観察される
E．A-D が 12 カ月以上続き、3 カ月以上、見られない日がない
F．（学校や家庭や、友人との間など）数カ所で見られ、少なくとも 1 カ所で重症
G．診断が可能なのは 6 歳から 17 歳の間
H．10 歳前に A-E が認められる
I．躁、軽躁エピソードをまったくもたない
J．大うつ病のエピソードにおいてのみ生じない、また他の精神科疾患によるものではない（ASD、PTSD、分離不安、気分変調症など）
K．薬物や他の医学的神経学的状態によって起きていない

情動のコントロール障害への治療に非常に悩まされてきたからである。被虐待児の臨床に従事していると、朝はむっつりと不機嫌であるのに（つまり抑うつの基盤があって）、午後になると一転してハイテンションになるという気分変動を示す児童がきわめて多い。これが徐々に怒りの爆発など、気分調整不全へと発展する。さらにその背後には愛着形成の障害があって、その故にこそ、情動調整の障害が生じるのである。愛着行動とは幼児が不安に駆られたときに養育者の存在によってその不安をなだめる行動である。やがて養育者の存在は幼児の中に内在化され、養育者が目の前にいなくとも、不安をなだめることが可能になる。これが愛着形成の過程であり、その未形成とは、みずから不安をなだめることを不可能にする。その帰結の 1 つが、後で触れる選択的対人関係の障害（脱抑制社会関係障害）であるが、この病態には多動、不注意、そして気分変動が同時に認められる。この臨床像はこの重度気分調整症に合致する。しかしこの新たな診断カテゴリーには子ども虐待との関連の記載はない。DMDD は、子ども虐待に見られる気分調整障害とは異なった、類似の診断カテゴリーなのであろうか。しかし DMDD はわれわれが見ている被虐待児の気分調整困難とあまりにも臨床像が一致しており、異

47

なった問題を扱っているとは考えにくい。さらにこの愛着障害を基盤にした気分調整不全は、成人にいたった時に、双極性障害Ⅱ型類似の気分変動に展開していくという発達精神病理学的な出世魚現象が認められるのである。

　先にも述べたように、DSMは全体として子ども虐待との関連について、次の愛着障害を除けば、ほとんど語られていない。また気分変動が明らかでない（明らかな場合には双極性障害）という除外項目もあるが、これもまたあまり臨床的ではない。DMDDに関しては今後の論議が必要になると考える。

2　トラウマとストレス因子関連障害（Trauma-and Stressor-Related Disorders）

　ここに反応性愛着障害が含められたことは先に述べた。第一部は子どもの問題が中心になっているが、ここで改訂されたPTSDに関しても触れておきたい。このグループにおさめられているのは、反応性愛着障害、脱抑制社会関係障害、外傷後ストレス障害、急性ストレス障害、適応障害、他の特定されたトラウマとストレス因子関連障害および特定不能のトラウマとストレス因子関連障害である。

　まず反応性愛着障害は、DSM-Ⅳまでは抑制型と脱抑制型に分けられていた。DSM-5ではこの両者がそれぞれ独立して、このグループに含められた。これは愛着障害と子ども虐待、とくに重度のネグレクトとの密接な関連が意識されての変更であると考えられる。これはいうまでもなく旧ルーマニアのチャウシェスク政権下で生じた、極端なネグレクトで育った児童、いわゆるチャウシェスクベイビーの一連の研究の成果が盛り込まれている。また抑制型と脱抑制型がほぼ別の病態であり、相互の移動がほとんどないことを踏まえて、おのおのの項目が独立であると考えられる。反応性愛着障害（Reactive Attachment disorder）は、極端なネグレクトや養育者の頻度の変更によって児童が周囲への関心をまったく失っているかのように見えるにいたる病態である。自閉症スペクトラムは除外診断になっており、鑑別診断の最初に自閉症スペクトラムがあげられていて、その鑑別点が述べられている

が、臨床的な視点から見たときに、この部分の説明は恣意的で実情とかけ離れているといわざるをえない。われわれは30例以上、このASDか反応性愛着障害か鑑別に困難を覚えたグループを経験しているが、臨床的な鑑別は幼児期において非常に困難であった。しかしながら、そのほぼ全員が社会的養護に暮らす児童であった。つまり一般家庭におけるネグレクトレベルではこの病態は起こらないと考えられる。

脱抑制社会関係障害（Disinhibited Social Engagement Disorder）は従来の反応性愛着障害脱抑制型である。これも意訳に近く、engagementとは特定の人、いうまでもなく愛着の提供をする養育者との選択的関係を示す。この鑑別診断にAD/HDがあげられているが、この群が不注意や多動を起こすことはないと明言されているのは、子ども虐待の臨床に従事した経験がないものによってこの項目が書かれていることを示すものである。われわれの経験では、この両者の鑑別を臨床所見のみによって行うのは不可能である。ただし日本の子ども虐待への対応はすでに破綻しており、社会的養護の劣悪さは旧ルーマニアに勝るとも劣らない、まさに国家レベルのネグレクトである。こんな子ども虐待の臨床を経験しているのはわれわれ日本の児童青年精神科医のみなのであろうか。しかし症例の記載がある論文を読むと、洋の東西で子ども虐待の症例のレベルに大きな差があるとは思えないのであるが。日本の社会的養護の貧しさは、どうやら国際的な話題になりつつあるらしい。わが国は子育てという国家百年の計においてすら、外国から批判されなくては重要な問題を変えることができないのであろうか。

適応障害（Adjustment Disorders）は、従来は独立した項目であったが、このトラウマとストレス因子関連障害の中に加えられることになった。サブタイプ分けは従来のDSM-IVと同じである。この一部の児童青年期に起きる適応障害が児童青年精神科の対象になるが、余計な注意を一言だけ加えさせていただきたい。それは若手の児童精神科医がしばしば不登校症例に適応障害の診断を行っているのを見るからである。適応障害はその定義として6カ月以内の短期間に収束するものということになっている。精神科を受診するレベルの不登校で、6カ月以内におさまる者などほとんどいないので、こ

の診断名を安易につけないように若手のドクターにはお願いしたい。

3 外傷後ストレス障害
(Posttraumatic Stress Disorder：PTSD)

　これはトラウマとストレス因子関連障害の下位項目であるが、比較的大きな変更があったので、項目を別にして扱う。そもそもPTSDは周知のように、クレペリン型の病因を特定しないことを前提としているDSM診断の中で唯一病因が特定された鬼っ子の存在であった。またその成立は、1980年のDSM-Ⅲからであり、それこそヒポクラテスの時代から知られていたうつ病などとは歴史がまったく異なる。

　DSM-Ⅳにおいては、ストレス暴露による瀕死体験、侵入症状、回避と麻痺、過覚醒が取り上げられていた。まずストレス暴露による瀕死体験において、DSM-Ⅳでは瀕死体験と無力感があげられていたが、DSM-5では後者が除外された。これはとくにフリーズしたりせず、外からは冷静に合理的に活動していたように見えていた個人でもPTSDが起きるという臨床研究の成果を反映している。またこの瀕死体験の中に、DSM-5で初めて「惨事ストレス」が加わった。つまり直接のトラウマ被爆でなくとも、消防隊員や自衛隊の隊員といった、遺体の破片を集めて回ったり、たくさんの死者への対応を余儀なくされたりした仕事についた人間にPTSDが起きるからである。これも9.11（同時多発テロ；2001年）以後の研究が反映されている。侵入症状は変わりないが、従来の回避と麻痺は、DSM-5では回避症状と認知の否定的気分の変化に2つに分けられた。また過覚醒症状の中に、「向こう見ずな自己破壊的行動」が加わった。これはレイプ被害を受けた女性が、わざわざ薄着を着て、暗がりの道を歩いてみせるといったしばしばPTSDに付随して認められる行動である。

　サブタイプとして6歳前のグループに別の診断項目を用いることになった。また従来よりも解離性障害との関連がより意識されていて、侵入症状（フラッシュバック）以外にも離人や現実感の喪失などについて言及されている。

急性ストレス障害（Acute Stress Disorder）との違いは、PTSD が 2 カ月目以後、急性ストレス症が 3 日目から 1 カ月までで、これは従来の区分と変わらない。

　このように、PTSD もずいぶん詳細になったが、余計な知識を付け加えると、ドラフトで見る限り、ICD-11 はいまのところずいぶん異なったものになりそうである。何よりも ICD の新バージョンでは複雑性トラウマが登場する予定である。これは PTSD の再体験、回避、過覚醒に加えて、無力感や無価値感が加わった形をとっている。虐待臨床に従事していると、単回性のトラウマによって生じる PTSD と、子ども虐待や夫婦間暴力など、慢性、頻回のトラウマによって生じる複雑性 PTSD とはまったく別物の病態である。われわれはこれまでもなぜ複雑性 PTSD の問題が取り上げられてこなかったのか不思議に感じていた。ただ冒頭に述べたように、PTSD 自体が DSM 診断の中では鬼っ子の存在であり、また複雑性トラウマの場合、気分障害、解離性障害など、診断横断的にいくつもの診断カテゴリーを満たすことになる。これも複雑性 PTSD という概念が嫌われる理由なのかもしれない。

4　解離性障害（Dissociative Disorders）

　これも児童青年期のみの病態ではないが、トラウマとストレス因子関連障害との関連が非常に強いのでここで取り上げる。DSM-5 においてトラウマおよびストレス因子関連障害（Trauma-and Stressor-Related Disorders）のすぐ隣の章に分類されたことは、その病態にトラウマが深く関係していることを考慮してのことではないかと思う。実際 DSM-5 では、児童期や青年期の虐待をはじめとする外傷体験が、解離性障害の関連因子および危険因子として説明されているのである。

　DSM-5 では、解離性障害は解離性同一性障害（Dissociative Identity Disorder）、解離性健忘（Dissociative Amnesia）、離人／現実感喪失障害（Depersonalization/Derealization Disorder）、他で特定される解離性障害（Other

Specified Dissociative Disorders) および特定不能の解離性障害（Unspecified Dissociative Disorder）に分類された。DSM-IVとの大きな違いは解離性遁走が解離性健忘に含められたこと、離人症に現実感喪失症が加えられたこと、特定不能の解離性障害が廃止され、他で特定できる解離性障害と特定不能の解離性障害とされたことである。以下、概念変更点について簡単に説明を加える。

解離性同一性障害（Dissociative Identity Disorder）

　DSM-IVにおいて、「はっきりと区別される人格状態の存在」とされていた診断基準がDSM-5では「はっきりと異なった人格状態の存在により自己同一性の分割が生じていること」と変更され、異なった人格状態については「はっきりと」とはいうものの、その明確さの程度については幅があるとされている。また、憑依も本疾患概念に含まれるようになり、異なった人格状態が観察される例の1つとされている。一方で人格状態の観察に関して重要な所見として、①自己感覚（sense of self）と主体性の感覚（sense of agency）の突然の交代と途絶、および②反復する解離性健忘の存在があげられており、異なった人格状態が明確に観察されない例であっても、それらをもとに判断がなされるという可能性を開いた。

　自己同一性の分裂に関する症状が患者自身で自覚しうることも明記された。また前述の憑依に関しては、社会生活上支障をきたすものであって、各社会において文化的宗教的に受け入れられるものは除外され、文化的背景を考慮した形となっている。またDSM-5では解離性遁走そのものは、解離性健忘に含められているが、一方で解離性遁走が解離性同一性障害に際して一般的であるとも述べられている。これらの変更はいずれも臨床的に納得ができるものである。

　発達の経過において、児童期や青年期の虐待をはじめとした幼少期の外傷体験がこの病態につながっていくことがきちんと言及され、両者が深く関係することが示されている。さらに発症は幼少早期から老年期まで幅があることや、各世代における症状発現の違いについても触れられている。児童期発

症例においては記憶や集中力や愛着形成の問題、精神状態の重複や干渉といった形で症状があらわれ、明確な人格状態の変化はあらわれにくいと述べている。さらにさらに、診断を助ける随伴症状という項目において、うつ病、不安障害、物質依存症、自傷、非てんかん性てんかん発作などなどの併存と、多彩なフラッシュバックの出現、重篤な子育て不全が背景に認められ、愛着の問題などが生じる場合が多いことや、さらにこの病態が眼窩前頭葉、海馬、傍海馬回、扁桃体などの器質的変化が報告されていることも述べている。この部分に関しても、過去の研究の成果が反映されていることはいうまでもないのであるが、これは複雑性 PTSD そのものではないか。ここまで述べて、なぜ複雑性 PTSD について DSM-5 は沈黙するのだろう。

解離性健忘（Dissociative Amnesia）

基本的には DSM-IV における解離性健忘の定義と同様である。変更点としては、①健忘の形態として、ある特定の出来事（一般的には外傷体験やストレスフルな出来事）について部分的健忘（localized amnesia）や選択的健忘（selective amnesia）の形式をとりやすいことが明記された。部分的健忘はある出来事やある期間に関する健忘、選択的健忘とはある出来事の一側面に関する健忘であり、自己や人生その物を忘れる全健忘（generalized amnesia）は解離性健忘には稀とされている。また先述のように、②解離性遁走がある場合に関して下位分類がなされる。

健忘は自覚されないことが多い（健忘の健忘；amnesia for their amnesia）。また当然ながら、解離性健忘も子ども虐待や犯罪被害、暴力被害や災害被災等の外傷体験が病態と関連していることが記載されている。

離人／現実感喪失障害（Depersonalization/Derealization Disorder）

DSM-IV と比して、DSM-5 では自己に対する非現実感と分離感（Depersonalization）に加えて、周囲環境に対する非現実感と分離感（Derealization）が加わり、病名も離人に現実感喪失障害が加えられることとなった。両者は、一方である場合も併存する場合もあるが、実際のところ両者を明確

に区別する根拠が示されていないからである。

　本症もまた児童期の対人的外傷体験との関連があるが、他の各解離性症群よりはその程度がうすいとされている。しかしながら心理的虐待や心理的ネグレクト等が危険因子であることが示されている。

　他で特定される解離性障害（Other Specified Dissociative Disorders）は、前述の各解離性障害の診断基準は満たさないが、生活上相当な支障をきたしており、特定の原因が同定されうる解離性障害を指す。解離の程度が軽度である慢性反復性混合解離症状症候群（Chronic and recurrent syndromes of mixed dissociative symptoms）、洗脳や拷問等による徹底的、長期的な信念強制による自己同一性の崩壊（Identity disturbance due to prolonged and intense coercive persuasion）、期間が1カ月未満と短いストレスイベントによる急性解離反応（Acute dissociative reactions to stressful events）、解離トランス（Dissociative Trance）等がこれに当たる。

5　破壊的衝動制御と素行障害（Disruptive, Impulse-Control, and Conduct Disorders）

　さてもう1つの非常に注目をされるグループが破壊的衝動制御と素行障害である。破壊的行動障害は、DSM-IVでは、AD/HD、ODD、CDのみであったが、ここに特定不能の衝動制御障害を吸収し（例外としては、抜毛癖が強迫関連障害に加えられ、病的賭博が賭博障害として非物質関連障害（non-substance-related disorder）という不思議なグループに加えられた）、反抗挑戦性障害、間歇性爆発障害、素行障害、反社会的人格障害、さらには放火癖（Pyromania）や盗癖（Kleptomania）まで加わって、膨れあがったのである。

　いくつか注目される問題を抜き出してみる。反抗挑戦性障害（Oppositional Defiant Disorder）は、項目内容に関してほぼDSM-IVと同じだが、いらいら気分、反抗的態度、しつこい仕返しなど、特徴的な行動によって整理整頓された。間歇性爆発障害（Intermittent Explosive Disorder）は、常軌を逸した怒り方を繰り返す子どもと大人である。この項目そのものはDSM-

IVにも登場していたが、ほぼ新しい概念になったと思う。ただちにDMDDとの鑑別が気になるところであるが、DMDDのほうが、年齢がより若いことと、常時不機嫌であることが特徴と書かれている。ただし間歇性爆発障害の診断は6歳以上であり、DMDDも6歳以上なので、この鑑別診断の規定はクエスチョンである。このような攻撃性を噴出してしまうグループを精神医学でも対象にせざるをえなくなったということなのであろうか。

素行障害（Conduct Disorder）に関しては、大きな変更はないが、サブタイプとしてCU-traitを特定したところが新しい部分である。CU-traitとは「冷淡で非情緒的特性（Callous Unemotional trait）」である。過去十数年、より重大な犯罪に結びつきやすい、固定的で変化が乏しい性格傾向として非行臨床の注目を集めていた。この特徴としては、感情的体験の欠如、傲慢で自己愛的で他者を操作する、衝動的で無責任などがあげられており、どうも異なったいくつかの要因を考えたほうが、単一の問題と考えるよりもわかりやすいのであるが。ちなみに、このような非情緒的特性ということでわれわれがすぐに思い当たるASDとの異同については、いまのところほぼ議論されていない。これもまた、AD/HDとの比較検討が行われているのみである。

要するにこのグループは、えらくくわしくなった。これは欧米で進む犯罪精神医学の発展を取り込んでのことであると思う。

6　溜め込み障害（Hoarding Disorder）

溜め込み障害は強迫関連障害に属し、DSM-5で新たに登場した項目である。これは子どもにないではないが、一般的には成人の問題である。それをあえてなぜ取り上げるのかというと、われわれ児童青年精神科医が遭遇することが稀ではないからである。だれにというと、ASDの家族、とくに母親である。よほど古い精神科医以外でなくては知らないと思うが、かつてドイツ精神医学において、収集癖（Krankhafte Sammelsucht）という概念があった。つまらない物に価値を置き溜め込む習癖で、知的障害、認知症、躁病、妄想性障害、強迫性障害などに関連して生じると考えられていた。溜め込み

症はこの収集癖とは起源を異にする。要は大量消費社会の中で、物を捨てることができずに、不用な物が溜って生活を脅かすまでに深刻化した状態である。この体系的な研究の最初の報告は1993年である。臨床研究とフィールドワークから登場した新しい疾患単位であり、われわれはこの項目の登場を見て、アメリカの臨床精神医学いまだ失せずと感動した。

　現在のところ、典型的な病理をAD/HD×虐待的育ち×強迫性と説明されているが、われわれの経験では圧倒的にAD/HD（片付けられない）より、ASD（捨てられない）のほうが目立つのであるが。

　自閉症スペクトラムの親が、虐待の既往と強迫性を抱えているときにしばしば溜め込み症の併存があるのである。この病態は、認知行動療法の格好の対象になる。つまり捨てるところがたいへんにつらいのであるが、捨ててしまえばそのつらさは数時間もしないうちに半減するのである。

〔杉山登志郎・髙貝　就・涌澤圭介〕

VII

ま と め

1 変更点のまとめ

以上のDSM-5に関する児童青年期領域の変更の要点をまとめる。

- 精神遅滞は知的障害（知的発達障害）に呼称が変更され、IQではなく具体的な行動によって重度区分を行うようになった。
- 自閉症スペクトラム Autism Spectrum Disorder という概念を創設し、自閉症、アスペルガー障害その他の広汎性発達障害を一括化した。また具体的な症状によって重症区分を行うようになった。
- コミュニケーション障害の中に、社会的（語用論的）コミュニケーション障害が新設され、これまで非定型自閉症とされていた症例の中で、こだわり行動を伴わないグループをこの項目に入れることになった。
- 重度気分調整不全障害、および間歇性爆発障害など、10歳以前からはじまり継続的に生じるイライラやかんしゃくの爆発を生じるグループが新たな項目として取り上げられた。
- トラウマとストレス因子関連障害の項目が新設され、反応性愛着障害とPTSDはここに含まれるようになった。
- 破壊的衝動制御障害の項目が新設され、従来の破壊的行動障害と、衝動制御障害が1つのグループに一括され、さらに他の触法行為などもこの群にまとめられた。

今回、まったく取り上げていないが、「今後の研究対象となる状況」の中

には、最近わが国においても問題になっているインターネットゲーム依存などの問題が取り上げられている。たしかにDSM-5は今後もバージョンアップし、発展をしていくのであろう。

2 児童青年期精神医学を学ばずに今後精神科医は生き残れない

　第2章の最後に、少し愚痴めいた筆者（杉山）の経験を語っておきたい。先日、ある雑誌の編集会議の後の懇親会で、別の成人の雑誌の精神科医と一緒になるという経験をした。筆者はそこで、ある高名な精神科医の発言に驚かされた。彼は、統合失調症診断の中に、発達障害、とくに自閉症スペクトラムの誤診が無視できない数で紛れ込んでいるという事実は認めつつも、「自分はだからといって発達障害を学ぼうとは思わない」ときっぱりといいきったのである。時代は変わってきている。児童青年期精神科領域が広がり、精神医学自体を変えつつある時期に、このような旧態依然たる態度で、将来も精神科医を名乗ることができるだろうか、と懸念を覚えたものである。何よりも児童領域の精神医学を知ることによって、精神医学は予防の科学に展開することができる。これまで、統合失調症の治療経験がないものが精神科医を名乗ることはできないとされてきた。統合失調症の臨床経験はもちろん今後も重要であるが、発達障害の臨床経験抜きに精神科医を名乗ることが今後困難になるのではないかと思う。

　精神医学の新たな時代はすぐそこまできている。

付　録
発達精神病理学的視点による診断補完シート

　これはDSM-5とは無関係であるが、発達精神病理学的視点からチェックが漏れがちな項目を一覧にした診断と診療のための補完シートを表2-7-1に示す。これは試作品ともいうべきものであり、今後、もっとスマートな形にできないかと考えているが、この説明を簡略に行う。

　発達精神病理学の視点から、子どもでも成人でも必ずチェックが必要なものといえば、発達障害の既往とトラウマの既往、そしてその両者に関係する愛着（アタッチメント）形成の障害や歪みである。この表は上から優先的な情報を並べている。

　発達障害は、自閉症スペクトラムの有無、これがプラスであれば高度の知覚過敏性の有無や、認知優位性が視覚優位か、聴覚優位かの識別が必要になる。知的障害に関しては、境界知能以上か以下かである。AD/HDの有無と、そのタイプ、また不器用の併存の有無を診る。その他に記した低出生体重とてんかんの有無はこの両者が発達の凸凹の高リスクになるからである。

　次が愛着障害とトラウマである。愛着の形成不全があるか、重度のネグレクトの既往があるか。性的虐待の既往があるか、その深刻度はどの程度か。暴力被爆の既往があるか、それは本人にか、家族にか。またたとえばうつ病など、精神疾患の素因を家族がもつかどうか。これもまた愛着形成に影響を与える問題である。

　次は、生育上のコンディションである。幼児期の生育環境、適正な療育や幼児教育の有無、適正就学がなされているか、育ってきた家庭状況に深刻な問題はないか。

　最後にその他の問題として、現在フラッシュバックがあるかどうか、あるとすればそのレベルは重要な情報になる。後年に顕在化する素因とは、統合失調症、双極性障害（ここでいう双極性障害とは主として家族集合性が高いⅠ型である）、強迫性障害の素因の有無である。最後に特筆すべき現在の適応状

表2-7-1 発達精神病理学的視点による診断補完シート

発達障害	有／無			
D-1 ASD		高知覚過敏性		認知優位性
D-2 ID		VIQ境界以上・以下		その他
D-3 ADHD		混合・不注意		不器用
D-4 その他		低出生体重		てんかん
アタッチメント障害	有／無			内　答
A-1 形成不全		重度のネグレクト		
A-2 性虐		深刻度		
A-3 暴力被爆		本人・家族		
A-4 重要な素因		母親・家族		
生育状のコンディション	有／無		内　答	
C-1 幼児期生育環境問題				
C-2 適正な幼児教育の問題				
C-3 適正な学校教育の問題				
C-4 家庭状況の問題				
その他	有／無			内　答
F フラッシュバック		レベル		
T 後年に顕在化する素因		S B O		
R 特筆すべき現在の適応状況				

況、たとえば小学校6年生なのに、2年生からまったく登校をしてないなどといった状況を書き込む。

　従来のDSMによる診断に、このような発達精神病理学的視点からの補完を行うことで、より正確な診断が可能になるのではないかと考える。

文　献

Flynn J.R. (1987): Massive IQ gains in 14 nations: What IQ tests really measure. *Psychological Bulletin,* 101, 171-191.

Rutter, M. (2010): Child and adolescent psychiatry: past scientific achievements and challenges for the future. *European Journal of Child and Adolescent Psychiatry,* 19 (9), 689-703.

斎藤万比古（2000）：注意欠陥多動性障害とその併存症。小児の精神と神経、40(4)、243-254。

杉山登志郎（2004）：コミュニケーション障害としての自閉症。高木隆郎他編、自閉症と発達障害研究のシンポ、vol.8、1-23。

鷲見聡（2011）：名古屋市における自閉症スペクトラム、精神遅滞、脳性麻痺の頻度について。小児の精神と神経、51(4)、351-358。

〔杉山登志郎・髙貝　就・涌澤圭介〕

第 3 章

成人の精神疾患

I

統合失調症スペクトラムおよび
他の精神病性障害

1 統合失調症スペクトラム
（Schizophrenia Spectrum）

　DSM-5では「統合失調症スペクトラム」という概念を用いて、これまで羅列されていた統合失調症カテゴリー内の各診断を一連の連続体としてまとめた（図3-1-1）。統合失調症の中核症状を、妄想、幻覚、解体した思考・会話、ひどくまとまりのない言動または緊張病性の行動、陰性症状の5つの主領域とし、これら症状の有無、強さ、持続期間の違いによって重症度が異なるという考え方である。もっとも軽いものとして、統合失調症の特徴は見られるが、いずれの主領域の症状もはっきりと認められないものが失調型（人格）障害。主領域のうち「妄想」1つだけを有する妄想性障害。主領域のうち1つ以上が認められていても、1カ月以内に完全に回復したものを短期精神病性障害。統合失調症の診断基準は満たすが、6カ月以内に基準を下回ったものを統合失調症様障害とし、持続期間が6カ月を超えれば操作的に統合失調症の診断が確定する。DSM-5の中ではこの順に並べ替えられている。

　このように統合失調症スペクトラムの筆頭に失調型人格障害（Schizotypal Personality Disorder）が置かれている。その診断基準に変更はなく、詳細な記載はいまだ人格障害の章に置かれたままである。失調型人格障害は、他のA群人格障害（統合失調症関連の人格障害）にくらべて、認知的・知覚的歪曲、奇妙・奇異さが顕著である。さらに、家族内集積性や統合失調症を第一親族

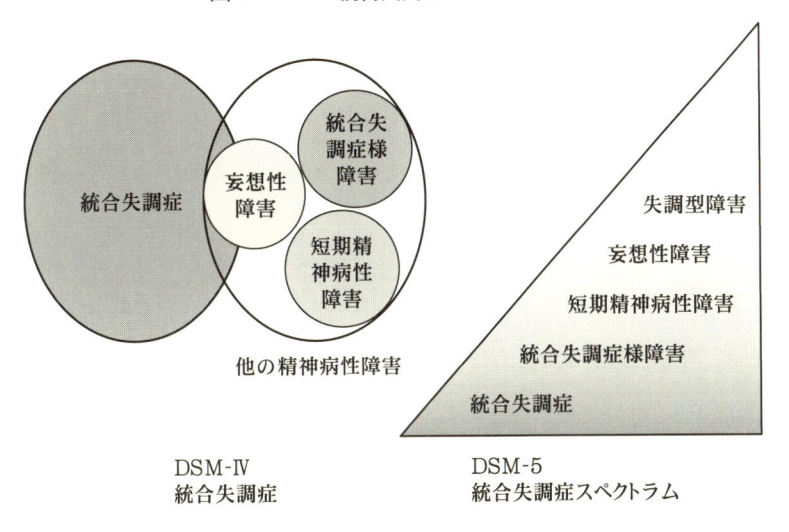

図3−1−1　統合失調症スペクトラム

DSM-Ⅳ
統合失調症

DSM-5
統合失調症スペクトラム

にもつ率が高く、遺伝的要素が強い。これらの事実も、この障害が統合失調症スペクトラムに含まれるとみなされた理由である。すでにICDの中では統合失調症関連の項目に分類されている。DSM-5においても次の改定では統合失調症型障害として本章に完全に移行すると考えられる。

　妄想性障害（Delusional Disorder）は主領域の中で妄想のみを示す群である。DSM-Ⅳでは、妄想の内容が奇異であればそれだけで統合失調症と診断された。ここでいう奇異さの例として、「知らない人がどんな傷跡も残さずに自分の内臓を取り去って、他人のものと入れ替えた」という信念があげられていた。しかしながら奇異かどうかという基準はあいまいで、実際の臨床の中で厳密に分けることはむずかしい症例は少なくなかったはずである。DSM-5では妄想の奇異さは診断の基準ではなくなり、妄想の奇異さは特定子として記載すればよくなった。すなわち、これまで鑑別に苦慮した、洞察が欠如し妄想的な確信をもつ身体醜形障害や強迫性障害においても、その診断基準の中で洞察欠如の程度を特記することにより、可能な限り妄想性障害に診断しないこととなった。これらの修正により、DSM-Ⅳでは統合失調症

と診断されていた一部の症例は妄想性障害と診断され、妄想性障害と診断されていた一部の症例は身体醜形障害や強迫性障害に診断されることになる。また、今回診断基準が削除された共有精神病性障害(二人組精神病)についても妄想性障害の診断基準に当てはまればここに診断される。当てはまらない場合には「他で特定される(Other Specified)統合失調症スペクトラムおよび精神病性障害」に入る。

さて、妄想性障害の亜型に色情狂(erotomania)があるが、この日本語訳には注意が必要である。この亜型は女性に多く、通常会うことのないような有名人や地位の高い人物が自分に恋愛感情をもっているという妄想のことであり、純精神的なものである。肉体関係を想像させるような「色情狂」という訳は誤解を招いているかもしれない。「恋愛妄想」あるいはそのまま「エロトマニア」とするほうが適切であろう。

短期精神病性障害(Brief Psychotic Disorder)は統合失調症の主領域のうち陰性症状以外のいずれか1つがあれば診断できる。診断基準に変更はないが、緊張病の併存と重症度の特定が新たに加えられた。

統合失調症様障害(Schizophreniform Disorder)の診断基準にも変更点はない。新たに緊張病の併存と重症度の特定が指示されただけである。この疾患は6カ月という期間さえ満たせば統合失調症と診断される。

統合失調症(Schizophrenia)の診断基準に2つの主要な変更がある。1つ目は基準Aである。奇異な妄想およびシュナイダーの1級症状にある「数人が話しあっている幻聴」は、これらのうち1つがあれば統合失調症の基準Aを満たすとされていた。しかし妄想が奇異であるかどうかの判断があいまいであることや、シュナイダーの1級症状が統合失調症に特異的であるとはいえないことから、これらの症状に対する特別扱いをなくした。これにより基準Aは必ず2つの症状が必要になった。すなわち、妄想が奇異であった場合、これまでであればそれだけで統合失調症の診断がついたが、DSM-5では他の主領域からの症状がもう1つなければ、「妄想性障害、妄想が奇異なもの」として診断される。また、統合失調症ではこれまで5つの主領域のうち2つが存在すれば、どの2つでもよかったが、DSM-5では妄想、幻

覚、解体した会話といった陽性症状のいずれかの存在が求められるようになった。

もう1つの大きな変更として亜型分類が削除された。DSM-Ⅳまでは、統合失調症の診断概念の歴史的な経緯から亜型分類が残されていた。しかし臨床では、経過中に亜型が変わったり、複数の亜型症状が同時に見られたりすることがあり、これらの亜型分類にはあいまいさがあった。また亜型による治療反応性や臨床経過にも違いが見られないことも削除の理由である。亜型分類はなくなったが、個々の患者に見られる優位な主領域の違いについては、後述する緊張病性症状を伴うものについての特定と、主領域ごとに多次元的に重症度を評価する治療者評価精神病症状重症度ディメンション（Clinician-Rated Dimensions Psychosis Symptom Severity：CRDPSS、p.14参照）によって示される。これら今回の改定により、統合失調症においても、いよいよヨーロッパで確立された概念がほぼ解体され、アメリカ式の分類方式で統一された感がある。

2 他の精神病性障害（Other Psychotic Disorder）

失調感情障害（Schizoaffective Disorder）はDSM-5では、診断基準を満たした後の経過のほとんどの期間で大気分エピソードが存在することが必要になった。これにより横断的診断からより縦断的な要素を含む診断となり、この障害によって橋渡しされている統合失調症、双極性障害、大うつ病性障害とより対等な基準になった。診断の信頼性、診断的安定性、妥当性をよくするための変更であるが、精神病症状と気分症状が同時にあるのか、ないのかを判断するのは現実には臨床場面でむずかしいかもしれない。

物質／薬物誘発性精神病性障害（Substance/Medication-Induced Psychotic Disorder）には、違法薬物や依存性薬物のみではなく、臨床で使用される治療薬による精神病性障害によるものも含むことを明確にした。また、物質／薬物誘発性精神病性障害、身体疾患による精神病性障害（Psychotic Disorder Due to Another Medical Condition）ともに、生活機能が顕著に障害されてい

表3-1-1 特定子：緊張病

以下の徴候のうち3つ以上が優位な臨床像。
1. 昏迷
2. カタレプシー
3. 蠟屈症
4. 無言
5. 拒絶
6. 姿勢保持
7. 衒奇症
8. 常同症
9. 焦燥、外的刺激によって影響されたものでないもの
10. しかめ面
11. 反響言語
12. 反響動作

コードする際の注意：
関連した精神疾患名を示し、「293.89（F06.1）大うつ病性障害に関連した緊張病」とする。先に関連の精神疾患コードを併記する。すなわち、「295.70（F25.1）統合失調感情障害、抑うつ型；293.89（F06.1）統合失調感情障害に関連する緊張病」とする。

ることを診断の条件として定めた。

3 緊張病（Catatonia）

　緊張病はDSM-Ⅳの中では、一般身体疾患による緊張病性障害、統合失調症緊張型、あるいは気分障害の緊張病性の特徴として診断されており、それぞれの診断基準はわずかだが異なっていた。DSM-5では、これらを統一し、精神疾患でも身体疾患でも、原因が不明な状態であっても、見られる緊張病症状については同じ基準で診断されるようになった（表3-1-1）。緊張病に特徴的な12の症状のうち3つあれば診断できる。緊張病は、他の精神障害に関連した緊張病（緊張病の特定子）(Catatonia Associated With Another Mental Disorder (Catatonia Specifier)) として、精神病性障害やうつ、双極性障害、自閉症スペクトラムの特定子として主診断に併記、身体疾患による緊張病性障害（Catatonic Disorder Due to Another Medical Condition）として

身体疾患の診断に併記、あるいは特定不能の緊張病（Unspecified Catatonia）として診断される。

　緊張病で鑑別が必要になるものに神経遮断薬悪性症候群（neuroleptic malignant syndrome）がある。未服薬の統合失調症や双極性障害、うつ病の患者で、筋強剛、高熱、発汗を伴う悪性緊張病（malignant catatonia）を生じることがある。これは症候的に神経遮断薬悪性症候群と判別が困難である。こういったことから、神経遮断薬悪性症候群は悪性型緊張病の一亜型であるとし、緊張病を①昏迷状態を呈する制止型（retarded catatonia）、②緊張病を伴う躁病に代表される興奮型（excited catatonia）、③急性に発熱、自律神経症状を呈する悪性型（malignant catatonia）の3つに分類する考えもある（Taylor，2003）。

4　他で特定される、または特定不能の診断（Other Specified, Unspecified）

　DSM-IVでは、いずれかの診断基準を満たさない精神病性障害はすべて特定不能の精神病性障害（Psychotic Disorder NOS）とされた。DSM-5ではやや修正が加わり、いずれの診断基準も満たさない精神病性障害は、他で特定される統合失調症スペクトラムおよび他の精神病性障害（Other Specified Schizophrenia Spectrum and Other Psychotic Disorder）とし、情報不足などにより確定診断ができないとか、いずれの診断基準も満たさないことを決定できないような患者には特定不能の統合失調症スペクトラムおよび他の精神病性障害（Unspecified Schizophrenia Spectrum and Other Psychotic Disorder）を適用することとした。ICD-10におけるF28（他の非器質性精神病性障害）とF29（特定不能の非器質性精神病）にあたる。

　他で特定される統合失調症スペクトラムおよび他の精神病性障害の例としていくつかの疾患があげられている。DSM-IVであげられていた持続性の幻聴、いくつかの気分エピソードが広く重なっている妄想、共有精神病性障害（二人組精神病）、微弱精神病症候群（Attenuated Psychosis Syndrome）であ

る。DSM-5になり診断基準が削除された共有精神病性障害は、妄想性障害の診断かあるいはこの診断に分類される。また、微弱精神病症候群は閾値以下の精神病症状を示す個人を特定し早期介入による発症予防を目的とした診断概念であるが、現時点では正式な障害として考えるにはさらなる研究が必要である。精神病罹病危険状態（At Risk Mental State：ARMS）として早期の治療的介入が精神病症状の発症を予防できるのではないかという仮説から検討がなされてきたが、十分な根拠が得られなかった。このような状況で診断に組み入れることに対して批判もあり、研究試案にとどまることになったようである。

5 特定子（Specifier）

　これまで特定子はいくつかの診断にあっただけだが、DSM-5では次の3つはこの章の中の多くの診断で特定するようになった。

　1つ目は疾患の経過に関する特定である。DSM-Ⅳでは統合失調症にのみ特定が指示されていたが、DSM-5では障害の期間が1年を超えるものはみな特定することになった。また、以前、統合失調症で使用されていた残遺症状や陰性症状についての特定は削除され、初回か再発か、さらに急性期か部分寛解か完全寛解かといった分け方となった。

　2つ目は、緊張病症状の併存についての特定である。もともと緊張病は統合失調症の亜型の1つであったが、臨床において統合失調症以外でもしばしば認められる。DSM-Ⅳでは一般身体疾患による緊張病性障害、統合失調症の亜型分類、気分障害の特定子としてそれぞれの基準があった。DSM-5ではこれを統一し、緊張病性の特徴が3つそろっていればよいことにして、併存疾患として併記することとした。つまり、短期精神病性障害に緊張病性の特徴が優勢に見られれば、この診断と合わせて「短期精神病性障害に関連した緊張病」の診断を併記する。また、これまで緊張病の症状がありながら、同時に幻覚妄想が明らかな統合失調症の亜型診断で迷ったが、「統合失調症」および「統合失調症に関連した緊張病」と並べればよくなり、診断をつけや

図3-1-2 特定子：現在の重症度ディメンション

治療者評価精神病症状重症度ディメンション（Clinician-Rated Dimensions of Psychosis Symptom Severity：CRDPSS）。主要な主領域（I～V）について、最近7日間で最重症度で評価。0点（その症状が無い）から4点（その症状が存在し、重症）の5段階で評価。VI認知機能障害、VIIうつ、VIII躁症状領域は予後に関係するため個別の治療計画に評価は重要。以下は重症度ディメンション評価をレーダーチャートで表した例。

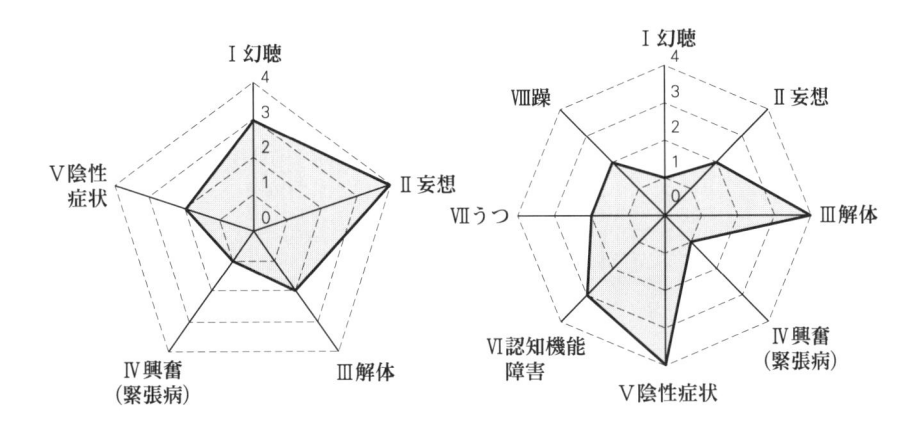

すくなった。

　3つ目として、診断時点での重症度の特定が指示されている。重症度評価には個々人の症状の異質性を表現する多元的（ディメンション）診断のための治療者評価精神病症状重症度ディメンション（CRDPSS）が指示されている（図3-1-2）。精神病性障害によく見られる幻覚、妄想、解体した会話、緊張病性の行動、陰性症状の5つの主領域のそれぞれに対して0点（症状なし）から4点（重度）までの5段階でスコアリングされる。しかしこれらを合計して重症度とするようには指示されていない。同じ診断の患者も、個々人で各症状・主領域の重症度のパターン（ディメンション）が異なる。これは従来から改定のたびに議論されてきたことだが、DSM-5ではこれまでに述べているように、カテゴリー診断で不足する部分を多元的（ディメンション）診断で補うものである。また治療経過に従って主領域ごとに重症度の変

表3-1-2 統合失調症の診断分類の変更

DSM-IV	DSM-5
・人格障害 　－失調型人格障害 ・統合失調症 　－妄想型、解体型、緊張病型、 　　鑑別不能型、残遺型 ・他の精神病性障害 ・統合失調症様障害 ・失調感情障害 ・妄想性障害 　－短期精神病性障害 　－共有精神病性障害（二人組） 　－一般身体疾患による…… 　－物質誘発性…… 　－特定不能の…… ・一般身体疾患による緊張病性障害 ・気分障害、緊張病性の特徴を伴うもの	・失調型（人格）障害 ・妄想性障害 ・短期精神病性障害 ・統合失調症様障害 ・統合失調症（下位分類無し） ・失調感情障害 ・物質・薬物誘発性…… ・他の身体疾患による…… ・緊張病 　－他の精神障害に関連した緊張病 　－身体疾患による緊張病性障害 　－特定不能の緊張病 ・他で特定される…… ・特定不能の……

化を追うことができる。さらに、認知機能障害（impaired cognition）や気分障害（depression, mania）の有無により予後が異なることから、これらの主領域についても評価して治療計画を立てることをうながすためだろう。

6 まとめ

最後に、本カテゴリーにおけるDSM-IVからDSM-5への変更点をまとめる。診断分類上の変更を表3-1-2に示した。また、診断基準のおもな変更点をまとめると次のとおりである。

- このカテゴリーに失調型（人格）障害を加え、統合失調症をスペクトラム概念でまとめることにした。
- 統合失調症の基準Aは必ず2つ以上必要となり、妄想、幻覚、まとまりのない思考（会話）のうち1つを含まなければならないとした。それ

により、妄想が奇異であっても他の症状がなければ妄想性障害とすることになった。
- 統合失調症の亜型分類がなくなり、緊張病は特定子として1つの診断基準にまとめられた。
- 経過と重症度の評価が特定子として加わった。

DSM-5になり、これまでよりも診断の区分が明瞭になり、DSM-Ⅳで診断の境界で迷っていたところがかなり解消された。さらに、診断に経過と重症度を明記することとなり、縦断的な要素と多元的診断・評価が盛り込まれたことが特記すべき点である。

文　献

Taylor MA, Fink M. (2003): *Catatonia: A Clinician's Guide to Diagnosis and Treatment*. Cambridge University Press.（鈴木一正訳。カタトニア――臨床医のための診断・治療ガイド。東京：星和書店；2007）

〔岩田泰秀〕

II

双極性障害とうつ病性障害

1 気分障害の中心が双極性障害になった

　気分障害領域における改訂の背景には、少なくとも以下の3つの意図が存在したものと推測される。

- 双極性障害と単極性うつ病とは別の病気である。
- 混合性病像の取り扱いを整理する。
- 双極性障害の過剰診断を減らす。

　まず双極性障害と単極性うつ病に関して、双極および関連障害（Bipolar and Related Disorders）は、抑うつ障害（Depressive Disorders）と明確に区別され、したがって、DSM-IVまでの気分障害（Mood Disorder）という用語はDSM-5ではなくなった。加えて、双極および関連障害は、症状学的・疫学的・遺伝学的に、統合失調症スペクトラムと抑うつ障害との中間に位置づけられるという見解から、記載順は統合失調症スペクトラム、双極および関連障害、次いで抑うつ障害になっている。その結果、DSM-IVでは気分障害の章を3つの部分に分け、第1部で気分エピソードを、第2部で各障害の診断基準を、第3部で特定子を記述していたのであるが、DSM-5では、気分エピソードは各障害の診断基準ごとに、特定子は双極および関連障害と抑うつ障害のおのおのの末尾に、と分けて書かれることになった。

　混合性病像に関しては、DSM-IVまでの「混合性エピソード」を削除し、双極および関連障害および抑うつ障害の両者において、特定子として記載す

ることになった。この改訂を理解していただくためには、「混合性うつ病」概念と、DSM-IVの「混合性エピソード」との間におけるこれまでの混乱について、少し解説を行う必要がある。

　「混合性うつ病」概念は、操作的診断の導入によって、双極性の概念が古典的概念である躁うつ病よりもはるかに広くなった結果として登場した。まず、アキスカル（Akiskal, 1987）が双極傾向を示す性格あるいは素因としてソフト双極スペクトラム（"soft" bipolar spectrum）という概念を記載し、大うつ病患者にもこの素因をもつ者が多いと主張した。つづいてココッポラ（Koukopoulos, 1992）が混合性うつ病（mixed depression）の記載を行い、閾値以下の躁または軽躁症状（Subsyndromal manic or hypomanic symptoms）をもつ単極性うつ病または双極性うつ病が存在すると主張した。つまり、この論点に従えば、混合性うつ病とは双極性傾向をもつ大うつ病性障害（Major Depression with sub-threshold bipolarity）のことである。一方、DSM-IVの「混合性エピソード」とは、躁病エピソードの基準と大うつ病エピソードの基準とを同時に満たす状態像を表したものである。したがって、閾値以下の躁または軽躁症状をもつ場合はここには該当せず、DSM-IVにおいて、上記のような混合性うつ病に関して適切な記載ができなかったのである。

　過剰診断の問題の背後には、混合状態に関する評価の問題が関係している。混合性うつ病は、単極性うつ病の30〜50％に（Akiskal, 2000 ; Benazzi, 2007）、双極性うつ病では50〜70％に（McElroyら, 1992）みられると報告され、自殺企図の可能性が高く（Seemüller, 2009）、不安・衝動性・物質使用を伴いやすい（Merikangas, 2008）などと報告された。さらに、閾値以下の躁または軽躁症状は、軽躁病エピソードに移行しやすいことが指摘され（Zimmermannら, 2009）、難治性うつ病では双極性をみつけることが大事である、という考えが強調されるようになった。これらの動向がおもにアメリカ合衆国における双極性障害を膨れあがらせることになり、このようなある種の過剰診断に対する反省が今回の背後に見え隠れしている。一方、第2章ですでに解説したように、児童精神医学の領域では周期的なかんしゃくを噴

出させる児童が注目され、重度気分調整不全障害（Disruptive Mood Dysregulation Disorder：DMDD）が登場している。

2 双極および関連障害（Bipolar and Related Disorders）

DSM-IVからのおもな変更点は以下のとおりである。

- 躁病エピソードや軽躁病エピソードの基準Aに、気分の高揚感に加え、目的のある活動性やエネルギーの持続的亢進（persistently increased goal-directed activity or energy）が記載された。
- 混合エピソードはI型のみに見られるとされていたが、II型にも適用される。I型やII型に「混合型 With mixed feature」を付し、サブグループを特定することになった。
- 双極および関連障害のための特定子（Specifiers for Bipolar and Related Disorders）に、より詳細に病像を記述するため下位項目が設けられた。ここでは、臨床上の必要性に鑑み不安性苦悩型（With anxious distress）が新たに設けられた。
- 他で特定される双極および関連障害（Other Specified Bipolar and Related Disorder）に、診断基準を満たさない病像についても具体的に定義づけをした。そこでは、従来の閾値下軽躁（subclinical hypomania）や閾値下うつ（subclinical depression）も明確に定義された。事実上、鑑別不能型は一掃された。

双極および関連障害には7つの診断が含められている。以下に、それぞれについて簡略に解説を行う。

双極I型障害（Bipolar I Disorder）：躁病エピソード manic episode の存在で特徴づけられる。大うつ病エピソードも当然認められるが、診断に必須ではない。

双極症Ⅱ型（Bipolar Ⅱ Disorder）：1回以上の軽躁病エピソード hypomanic episode と1回以上の大うつ病エピソード major depressive episode が存在するグループである。

気分循環症（Cyclothymic Disorder）：軽躁病エピソードを満たさない軽躁症状と、大うつ病エピソードを満たさないうつ症状とが、いずれも多数認められ、少なくとも2年間存在するグループである。

物質／薬物誘発性双極および関連障害（Substance/Medication-Induced Bipolar and Related Disorder）：DSM-Ⅳにおける物質誘発性気分障害のうち、躁・軽躁症状を示すものが該当する。

身体疾患による双極および関連障害（Bipolar and Related Disorder Due to Another Medical Condition）：このグループは DSM-Ⅳにおける一般身体疾患による気分障害のうち、躁・軽躁症状を示すものが該当する。

他で特定される双極および関連障害（Other Specified Bipolar and Related Disorder）：4つの診断について記載している。各気分エピソードと閾値以下の症状（表では閾値下○○と記している）との関係で分類されている。表3-2-1を参照してほしい。

特定不能の双極および関連障害（Unspecified Bipolar and Related Disorder）：十分情報が得られないため診断が確定できない群で、つまり「〜の疑い」。救命救急の現場などでの使用に限られる診断カテゴリーである。

次に、双極および関連障害の記述のための特定子について解説を行う。

不安性苦悩型（With anxious distress）：DSM-5で新たに登場した特定子である（表3-2-2）。臨床的には、不安による苦痛は精神科プライマリケアなどでとくに目立つ症状である。強度の不安は自殺のハイリスク、より長い罹病期間、および、治療抵抗性であることと関連することが知られているので、この特定子は治療方針の決定や治療への反応性を評価するうえで重要である。

混合型（With mixed features）：前述のとおり、混合性病像の記載のための

表 3-2-1　双極および関連症群

躁症状 ＼ うつ症状	大うつ病エピソード（5個以上の症状が2週間以上）	閾値下大うつ病（症状が4個以下または持続が2週間未満）	なし
躁病エピソード（3-4個以上の症状が7日以上）	双極症Ⅰ型	双極症Ⅰ型	双極症Ⅰ型
軽躁病エピソード（3-4個以上の症状が4日以上）	双極症Ⅱ型	他で特定される双極性疾患（3）（気分変調症があれば併記）	他で特定される双極性疾患（3）
閾値下軽躁病（症状が1-2個または持続が2-3日）	他で特定される双極性疾患（1、2）	気分循環症（2年未満の場合、他で特定される双極性疾患(4)）	特定不能の双極性疾患

・閾値下大うつ病は大うつ病エピソードを満たさないうつ症状を、閾値下軽躁病は軽躁病エピソードを満たさない軽躁症状を、それぞれ示す。

表 3-2-2　特定子：不安性苦悩型

不安性苦悩型
以下の症状の2つ以上が大うつ病エピソードまたは持続性うつ病性障害のほとんどの期間存在。
　1．張りつめている、または、緊張していると感じる
　2．非常に落ち着かないと感じる
　3．心配のために集中することが困難
　4．何か悪いことが起こるかもしれないという恐れ
　5．自身を制御できなくなると感じる
重症度を特定
　軽症：症状が2つ
　中等症：症状が3つ
　やや重症：症状が4つ〜5つ
　重症：4つ〜5つの症状に運動興奮を伴う

特定子である。表 3-2-3 をみてほしい。

急速交代型（With rapid cycling）：1年に4回以上の気分変動を繰り返すグループである。

メランコリー型（With melancholic features）；非定型（With atypical fea-

表3-2-3　特定子：混合型

躁病・軽躁病エピソードにおける混合症状	大うつ病エピソードにおける混合症状
A　躁病・軽躁病エピソードの基準を満たす期間、以下の抑うつ症状のうち少なくとも3つが日々の大半に存在。 　1．顕著な不快気分または抑うつ気分 　2．興味・喜びの減少 　3．ほぼ毎日の精神運動抑制 　4．疲労あるいは気力の減退 　5．無価値観あるいは罪責感 　6．死についての反復思考、自殺念慮、自殺企図	A　大うつ病エピソードのほとんどの期間、以下の躁・軽躁症状のうち少なくとも3つがほぼ毎日存在。 　1．高揚し開放的な気分 　2．自尊心の肥大または誇大 　3．多弁または喋り続けようとする心迫 　4．観念奔逸 　5．目標指向性の活動の増加 　6．まずい結果になる可能性が高い活動への熱中 　7．睡眠欲求の減少（不眠と区別すること）
B　混合症状は他者により気づかれ、平素の行動とは異質である。 C　躁とうつの両者の基準を満たす場合、診断は混合性の特徴をもつ躁病エピソードとする。 D　物質（乱用、薬物療法、他の治療）によるものを除外。	B　混合症状は他者により気づかれ、平素の行動とは異質である。 C　躁病または軽躁病エピソードを満たす場合、診断は双極Ⅰ型またはⅡ型障害とする。 D　物質（乱用、薬物療法、他の治療）によるものを除外。

tures）；気分に一致した精神病型（With mood-congruent psychotic features）；気分に一致しない精神病型（With mood-incongruent psychotic features）；緊張病型（With catatonia）；周産期発症型（With peripartum onset）；季節型（With seasonal pattern）：以上の特定子は、産後の発症が周産期（妊娠中の発症も含む）となったほかは従来のものと大差はない。

3　抑うつ障害（Depressive Disorders）

DSM-Ⅳからのおもな変更点は以下のとおりである。

- 抑うつ障害は双極性障害と明確に区別され、「気分障害」という用語は排された。

- 「混合型」をうつ病性障害でも特定することになった。
- 第 2 章に述べた重度気分調整不全障害と月経前不快気分症（Premenstrual Dysphoric Disorder）の 2 つの診断が新設された。
- 気分変調症が慢性大うつ病性障害と統合された。

　その結果、抑うつ障害には 8 つの診断が含まれる。以下にそれぞれを簡単に解説する。

重度気分調整不全障害：12歳までにみられる、かんしゃく発作と重度かつ持続的なイライラした気分で特徴づけられる状態を特徴とする（第 2 章参照）。

大うつ病（Major Depressive Disorder）：大うつ病エピソードが少なくとも 1 回存在することで診断される。この点は変わらないが、大うつ病エピソードと死別反応との関係についてのニュアンスに若干の変化がある。DSM-IVでは「よほど重症な死別反応でない限り、大うつ病エピソードと診断するべきではない」とされていたが、DSM-5 では「正常な死別反応と思われるものに大うつ病エピソードが重畳することもあるので注意せよ」との注釈がつき、さらに両者の区別についての脚注がつけられている。表 3 - 2 - 4 を参照してほしい。

持続性抑うつ障害（気分変調症）：DSM-IVの気分変調性障害と慢性大うつ病性障害とが統合された診断基準になっている。大うつ病と同様に、特定子（緊張病と季節型を除く）・寛解・重症度について記載するとともに、気分変調性障害における早発性（21歳未満の発症）と晩発性（21歳以上の発症）の特定を継承している。さらに、最近 2 年間の経過における大うつ病エピソードについて特定することとなっている。図 3 - 2 - 1 に経過に関しての特徴を示した。

月経前不快気分障害：いちじるしい情緒不安定、イライラ感、抑うつ気分などの症状が月経開始に先立つ最後の週に出現し、月経開始後 2・3 日以内に改善しはじめ、月経後には見られなくなることで特徴づけられる。DSM-IVの研究用基準案であった「月経前不快気分障害」とほぼ同様の基

表3-2-4 死別反応と大うつ病の鑑別点

	死別反応における悲嘆	大うつ病エピソード
優勢な感情	空虚と喪失感	永続的な抑うつ気分 将来に幸せや喜びを予測できない
不快な感情の特徴	数日〜数週後には減弱する 時に、故人を思い出すことや故人を思い出させるものごとに関連して波のように押し寄せる	抑うつ気分は持続的である 特定の事象に結びついてはいない
他の感情	悲嘆の苦しみは、陽性の感情やユーモアを伴うことがある	全般的な不幸と絶望的な性質の感情である 陽性の感情やユーモアはない
思考内容	故人への思いや記憶	自虐的または悲観的思考の反芻
自己評価	多くは肯定的であり、自己を責めるとしても、故人と向き合えなかったという自身の失敗に対するものである	自身を無価値と考え、嫌悪する
自殺念慮	死を考えるのは故人との関係に焦点が当てられてのことである 故人に会いたいためのこともある	人生を終わらせたい なぜなら、自分は無価値だし生きるに値しないから、あるいは、死ぬことでしか今の苦しみから逃れられないから

準である。

物質／薬物誘発性の抑うつ障害：DSM-IVにおける物質誘発性気分障害のうち、躁・軽躁症状を示さないものがこの群に該当する。

身体疾患による抑うつ障害：DSM-IVにおける一般身体疾患による気分障害のうち、躁・軽躁症状を示さないものが該当する。

他で特定される抑うつ障害：3つの診断を記載している。反復性短期抑うつ障害（持続が2〜13日間の抑うつ症状のエピソードが、12カ月間少なくとも月1回出現しており、月経周期に伴っていないもの）、短期持続的うつ病エピソード（持続が4〜13日間である以外は大うつ病エピソードを満たす抑うつ症状のエピソード）、基準に満たない症状を伴ううつ病エピソード（抑うつ気分と他のいずれか1つの症状が2週間以上持続するエピソード）などで、要する

図3-2-1　特定子：持続性抑うつ障害における最近2年間の経過

矢印は時間経過を、うすいグレーの領域は大うつ病エピソードを満たさない抑うつ症状の存在を、濃いグレーの領域は大うつ病エピソードの存在を、それぞれ示している。

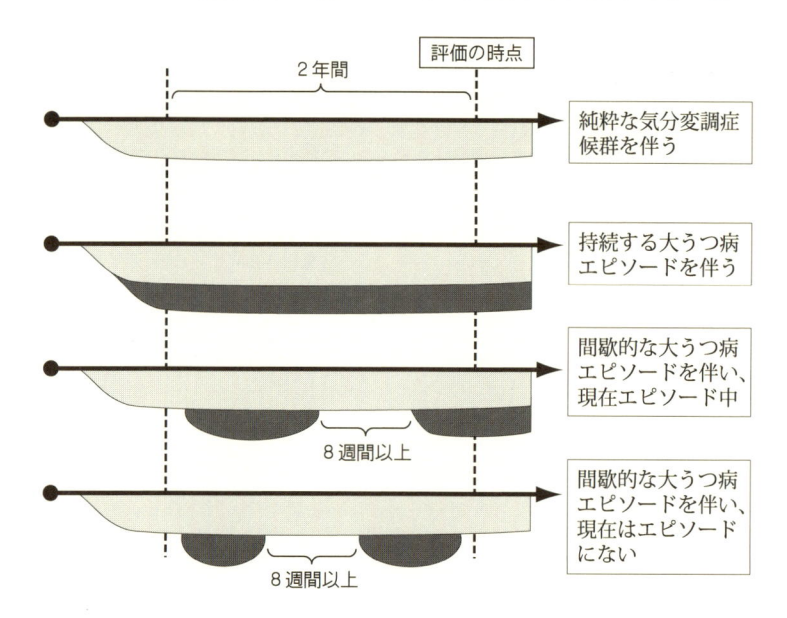

2年間　評価の時点

純粋な気分変調症候群を伴う

持続する大うつ病エピソードを伴う

間歇的な大うつ病エピソードを伴い、現在エピソード中

8週間以上

間歇的な大うつ病エピソードを伴い、現在はエピソードにない

8週間以上

　に閾値以下の抑うつを示す状態が含まれる。
特定不能の抑うつ障害：十分な情報が得られない、救命救急の現場などでの暫定的な使用に限られる診断カテゴリーである。

　抑うつ障害の特定子は、ほぼ双極および関連障害のそれと同様であるが、双極性障害と診断をされれば（躁病または軽躁病エピソードを満たせば）当然、抑うつ障害からは除外されることになる。
　不安性苦悩型（With anxious distress）；混合型（With mixed features）大うつ病エピソードにおける混合症状の存在は、双極性障害発症の有意なリスクではあることが知られているが、躁病または軽躁病エピソードを満たすのでない限り、「大うつ病エピソード、混合型」と記載される。メランコリー

型（With melancholic features）；非定型（With atypical features）；気分に一致した精神病型（With mood-congruent psychotic features）；気分に一致しない精神病型（With mood-incongruent psychotic features）；緊張病型（With catatonia）；周産期発症型（With peripartum onset）；季節型（With seasonal pattern）。

4 新型うつ病は存在するか

　限りなく脱線に近いが、最近とかく話題になることが多い「新型うつ病」について触れておきたい。この言い出しっぺは、先に触れたアキスカルである。新型うつ病の典型とされるのは、次のような特徴ではないかと思う。うつ病ということで精神科医から診断書が提出され、仕事は休みつづけているが、遊びや趣味にはきちんと比較的元気に参加でき、仕事を休むことに罪悪感などなく延々と休職をつづける主として若い青年に見られる手前勝手なうつ病。

　じつは問題は非定型うつ病という概念にある。過去20年あまり、比較的軽症のうつ病、また症状の寛解と増悪を繰り返すうつ病に臨床的な注目が集まってきた。その一部はじつは、双極性障害であり、とくに混合病像を双極症としてとらえてこなかったことからくる問題であると考えられる。この点はDSM-5によって、おそらく大幅に対応が改善するのではないかと期待されるところである。われわれの臨床的な検討からは、基本的には非定型うつ病という疾患単位は存在しないのではないかと考えている。

　ただしこの問題には別の側面がある。第2章で少しだけ触れられている、発達障害、とくに自閉症スペクトラムの併存症として生じるうつ病や双極症である。自閉症スペクトラムにおいてもっとも高い併存症は気分障害であるが、この場合、しばしば仕事はできないが、趣味は可能という臨床像を呈し、基盤となる自閉症スペクトラムに気づかないと、まさに新型うつ病の典型のようにとらえられてしまうことになる。発達障害基盤の気分障害に関しては、どうも通常のうつ病の治療あるいは双極症の治療ではうまくいかない部分が

あり、発達障害を意識した対応が必要とされる。

5 ICD-10のほうが診断をしやすい

このようにDSM-5はとくに双極性障害の部分が大きく膨らんだ。しかしながらわれわれの臨床的な使い勝手という点から実践的な検討を行ってみると、とくに双極Ⅰ型、双極Ⅱ型といった診断に際して、DSMは総じて使い勝手がよくない。いましばらく、ICD-10を用いて診断を行うことをあえておすすめする次第である。最新の研究成果に縛られすぎて、木を見て森を見ず的な混乱が生じているのではないかと感じるのはわれわれだけだろうか。

文 献

Akiskal HS, et al. (1987) Criteria for the "soft" bipolar spectrum: treatment implications. *Psychopharmacol Bull,* 23: 68-73.

Akiskal HS, et al. (2000) Re-evaluating the prevalence of and diagnostic composition within the broad clinical spectrum of bipolar disorders. *J Affect Disord,* 2000 Sep; 59 Suppl 1: S5-S30.

Benazzi F (2007) Challenging the unipolar-bipolar division: does mixed depression bridge the gap? *Prog Neuropsychopharmacol Biol Psychiatry,* 31: 97-103.

Dilsaver SC, et al. (2005) Mixed states: the most common outpatient presentation of bipolar depressed adolescents? *Psychopathology,* 38: 268-272.

Goldberg JF, et al. (2009) Manic symptoms during depressive episodes in 1,380 patients with bipolar disorder: findings from the STEP-BD. *Am J Psychiatry,* 166: 173-181.

Koukopoulos A, et al. (1992) A mixed depressive syndrome. *Clin Neuropharmacol,* 15 Suppl 1 Part A: 626A-627A.

McElroy SL, et al. (1992) Clinical and research implications of the diagnosis of dysphoric or mixed mania or hypomania. *Am J Psychiatry,* 149: 1633-1644.

Merikangas KR, et al. (2008) Specificity of bipolar spectrum conditions in the comorbidity of mood and substance use disorders: results from the Zurich cohort study. *Arch Gen Psychiatry,* 65: 47-52.

Seemüller F, et al. (2009) Antidepressants and suicidality in younger adults-is bipolar illness the missing link ? *Acta Psychiatr Scand,* 119: 166.

Zimmermann P, et al. (2009) Heterogeneity of DSM-IV major depressive disorder as a consequence of subthreshold bipolarity. *Arch Gen Psychiatry,* 66: 1341-1352.

〔鈴木勝昭〕

III

不安障害・強迫関連障害・
身体症状関連障害

1 不安障害（Anxiety Disorders）

　DSM-5において、大きな改訂部分をあらかじめ述べると、不安障害から強迫性障害、外傷後ストレス障害、急性ストレス障害が除かれた。その分、不安障害の定義がすっきりした。パニック障害と広場恐怖はDSM-Ⅳでは不可分の関係にあったが、DSM-5では独立して記載された。広場恐怖、特定の恐怖症、社会不安障害の診断基準から18歳以上という項目が削除された。分離不安障害と選択性緘黙の中核的症状が不安であることから、DSM-5では不安障害に加えられた。選択性緘黙とパニック発作を除く不安障害の診断基準は大幅に変更された。以下にその解説を行う。
　特定の恐怖症（specific phobia）の診断基準はDSM-Ⅳとほぼ同じである。しかし、説明がよりわかりやすくなっている。「Specific」は特定と訳したが、実際には具体的なという意味に理解したほうがわかりやすい。
　社会不安障害（社会恐怖）（Social Phobia）は定義が明確になり、すべての年齢に適用できるようになった（表3-3-1）。他の人から変にみられるのをおそれる、という心理特性が明確に定義された。この定義はわが国の「対人恐怖」のそれと同じである。DSM-Ⅳでは、「全般性」かどうかを特定する必要があった。しかし、「全般性」の定義は漠然とし、使いづらく、社会恐怖（Social Phobia）の概念を曖昧にしていたので、削除された。代わって、「行動のみ」を特定することになった。「行動のみ」の項に記されている定義はわが国の「対人恐怖」の定義と同じである。赤面恐怖などがこれに入るだ

表3-3-1　社会不安障害（社会恐怖）の診断基準

A．他の人からの詮索の対象となりそうな社会生活場面で起こる著明な恐怖や不安で、そのような場面が1つ、あるいはそれ以上ある。例として、対人交流場面（会話やそれほど親しくない人との面会）、人目を引く場面（飲食）、人前での行動場面（人前で話す）。
　注：子どもの場合には、不安は常に同世代の仲間といる時に起こり、大人の中では起こらない。
B．自分のとる行動や不安な態度が変に思われるのを恐れる（例えば、恥ずかしく思う、あるいは、恥ずかしい思いをさせる。相手から拒否されたり、不快にさせる）。
C．その社会生活場面はほとんど常に恐怖や不安を引き起こす。
　注：子どもの場合、恐怖や不安は泣く、かんしゃくを起こす、すくむ、しがみつく、震える、身を縮める、言葉が出ないなどで表現される。
D．その社会生活場面を回避する、あるいは強い恐怖や不安をもちながらひたすら我慢する。
E．恐怖や不安は、その社会生活場面が持つ実際の脅威やその社会の文化的文脈にそぐわない。
F．恐怖、不安、あるいは回避は一般には6カ月、あるいは、それ以上続く。
G．恐怖、不安、あるいは回避は臨床的に大きな苦痛であり、また、社会上や職業上、あるいは他の重要な領域の機能の妨げとなる。
H．恐怖、不安、回避は物質（依存性薬物や医薬品）による生理学的反応や他の身体疾患によるものではない。
I．恐怖、不安、回避は他の精神障害、たとえば、パニック障害、身体醜形障害、自閉症スペクトラムの症状ではよく説明できない。
J．他の身体疾患（たとえば、パーキンソン病、肥満、火傷や外傷による傷跡）が存在しても、恐怖、不安、回避はそれとは関係しなし、顕著である。
特定子：
　行動のみ：恐怖は公共の場で話すとか振る舞うことに限定されているか。

ろう。以上により、「社交不安」という訳語により混乱していたわが国の精神科診断学の実情が整理されることになった。すなわち、他者と交わるのを恐れて不安になるというイメージを抱かせる「社交不安」は誤用であり、わが国の用語である「対人恐怖」とほぼ同じものであることが明確になった。DSM-Ⅳでは、「18歳未満の場合には持続期間が6カ月以上」とされていたが、すべての年齢で6カ月以上と定義された。

　パニック障害（Panic Disorder）の診断基準では用語に変更が見られるが、

基本的には同じである。広場恐怖（Agoraphobia）全般性不安障害（Generalized Anxiety Disorder）も大きな変化はないので診断基準を割愛するが、物質／薬物誘発性不安障害（Substance/Medication-Induced Anxiety Disorder）（表3-3-2）、身体疾患による不安障害（Anxiety Disorder Due to Another Medical Condition）は従来の第Ⅲ軸を取り込んだ例なので、診断基準を掲載する（表3-3-3）。

　他で特定される不安障害（Other Specified Anxiety Disorder）のカテゴリーは、臨床的に重大な苦痛や、社会的、職業的、あるいはその他の重要な領域の支配的機能の障害を引き起こすが、どの不安障害の診断基準も完全には満たさない病像に適用する。他で特定される不安障害のカテゴリーを用いる場面は、臨床像がいずれの不安障害の基準にも合わないという特別の理由を認めた場合である。"他で特定される不安障害"と記載し、つづいてその具体的な理由を書く（具体的理由の例、"たいていの日に起こるわけではない全般性不安障害"）。

　「他で特定される」という用語を用いる臨床像の例は次のようである。限定的なパニック発作（Limited-symptom attacks）、たいていの日に起こるわけではない全般性不安障害（Generalized anxiety not occurring more days than not）、カヤールキャップ：Khyal cap（wind attacks；カンボジアのパニック発作）、アタケ・デ・ネルビオス：Ataque de nervios（attack of nerves；ラテンアメリカのパニック発作）など、文化的な不安障害をここに入れている。

　特定不能の不安障害（Unspecified Anxiety Disorder）のカテゴリーは、臨床的に重大な苦痛や、社会的、職業的、あるいはその他の重要な領域の支配的機能の障害を引き起こすが、どの不安障害の診断基準も完全には満たさない病像に適用する。特定不能の不安障害は、より具体的な診断をするには不十分な情報しかないという明らかにまれな状況以外では使用すべきでない。

表 3-3-2　物質／薬物誘発性不安障害の診断基準

A．パニック発作や不安が優勢な臨床像である。
B．病歴、身体的検査所見、臨床検査所見から次の(1)と(2)が認められる。
 1．基準Ａの症状が物質中毒を起こしている最中、またはそのすぐ後に出現する。あるいは、薬剤の使用中、または離脱期にみられる。
 2．使用した物質や薬剤には基準Ａを惹起する作用がある。
C．この障害は他の不安障害ではよく説明できない。下記の例は物質・薬物誘発性不安障害以外の不安障害である。
　　物質や薬剤の使用前から症状がある；離脱の急性期や重度の中毒期を過ぎても、かなりの期間（約１カ月）症状が続く；物質・薬物誘発性ではないことを示唆する他の根拠がある（例：物質や薬剤と関係なくエピソードが繰り返したという病歴がある）。
D．この障害はせん妄の期間中だけに起こるものではない。
E．この障害は臨床的に大きな苦痛であり、また、社会上や職業上、あるいは他の重要な領域の機能の妨げとなる。
注：この診断は、次のような場合に限って物質中毒や物質離脱の代わりに行うべきである。基準Ａの症状が臨床上優勢であり、また、症状が重く特段の注意を喚起すべき時。

コード化の留意点：ICD-9-CM と ICD-10-CM における［具体的な物質・薬剤］誘発性不安障害のコード番号は表に示す通りである。ICD-10-CM のコードは同じ分類の物質を同時に使用しているか否かによることに注意。軽症物質使用障害に物質誘発性不安障害が併存していれば第４位の文字は"1"とし、"物質誘発性不安障害"を伴う"軽症物質使用障害"と記載する（例、"mild cocaine use disorder with cocaine-induced anxiety disorder"）。中等症あるいは重症物質使用障害に物質誘発性不安障害が併存していれば第４位の文字を"2"とし、"物質誘発性不安障害"と記載すると同時に併存する物質使用障害の重症度に応じて"中等症物質使用障害"や"重症物質使用障害"と記載する。併存する物質使用がなければ（物質の過剰使用が一度だけ）、第４位の文字を"9"とし、物質誘発性不安障害とだけ記載する。
　表の特定子（"物質関連及び依存障害（Substance-Related and Addictive Disorders）"の中の物質の種類と診断に関する表１を参照）
　　中毒期間中の発症：物質中毒の基準を満たし、中毒期間中に症状が発現
　　離脱期間中の発症：物質中毒の基準を満たし、離脱期か離脱直後に症状が発現
　　薬剤使用後の発症：薬剤使用後か使用方法を変更した後に症状が発現

表3-3-3　身体疾患による不安障害の診断基準

A．パニック発作や不安が優勢な臨床像である。
B．病歴、身体的検査所見、臨床検査所見から、他の身体疾患の病態生理学上の結果としてこの障害が起きていることが明らかであること。
C．この障害は他の精神障害ではよく説明できない。
D．この障害はせん妄の期間中だけに起こるものではない。
E．この障害は臨床的に大きな苦痛であり、また、社会上や職業上、あるいは他の重要な領域の機能の妨げとなる。
　コード化の留意点：精神医学的診断の中に身体医学的診断名をいれる（例、293.84 [F06.4] 褐色細胞腫による不安障害）。身体疾患は褐色細胞腫による不安障害のすぐ前に別途、コード番号と診断名を付す（例、227.0 [D35.00] 褐色細胞腫；293.84 [F06.4] 褐色細胞腫による不安障害）。

2　強迫関連障害（Obsessive-Compulsive and Related Disorders）

　DSM-Ⅳでは強迫性障害とその類縁疾患は不安症の一部に含まれていたが、DSM-5では強迫関連障害として独立し、いくつかの新しい項目が創設された（表3-3-4）。強迫性障害（Obsessive-Compulsive Disorder）では個々の患者によって洗浄や対称など強迫症状のテーマ、つまり、症状のディメンションがあることが知られている。DSM-5では症状のディメンションによる下位分類の採用は見送られた。一方、強迫性障害患者におけるチック障害の生涯有病率は30％にのぼる。ところが強迫性障害の治療にはセロトニン系賦活薬が用いられ、チック障害の治療には抗ドパミン系の薬が用いられる。このようにチック障害の既往の有無により、その治療が異なるため、チック障害の既往があれば"チック関連"の特定子が用いられるようになった。DSM-Ⅳでは洞察を評価する特定子は"洞察に乏しいもの"のみであったが、強迫症状に関連した信念に関する洞察の程度に応じて、"適正な洞察"から"乏しい洞察"、"洞察欠如／妄想的確信"まで評価するよう改められた（表3-3-5）。

　身体醜形障害（Body Dysmorphic Disorder）は身体表現性障害から強迫関

第3章　成人の精神疾患

表3-3-4　強迫関連障害の診断分類の変更

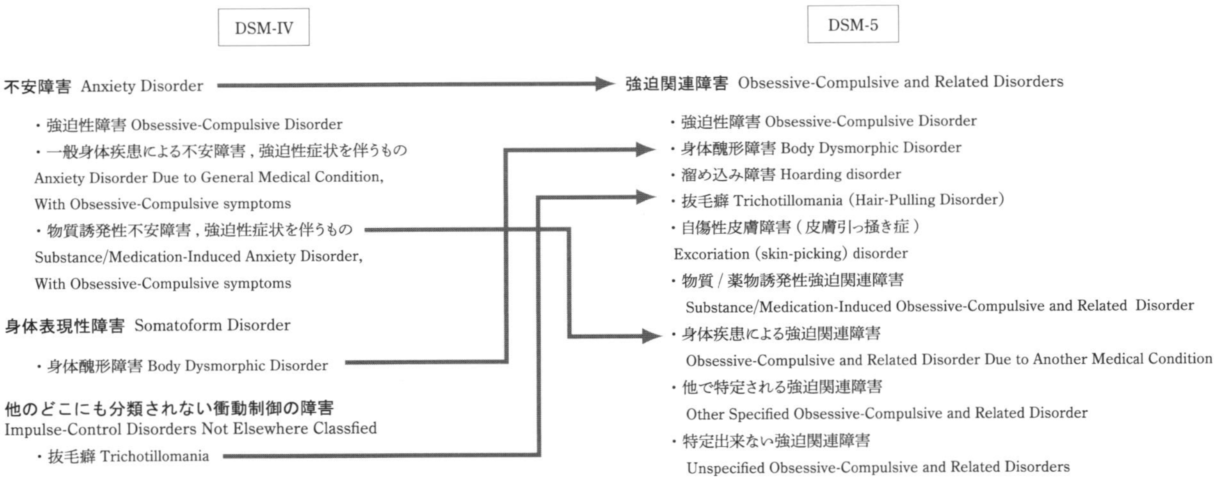

DSM-IV

不安障害　Anxiety Disorder
- 強迫性障害　Obsessive-Compulsive Disorder
- 一般身体疾患による不安障害，強迫性症状を伴うもの
  Anxiety Disorder Due to General Medical Condition, With Obsessive-Compulsive symptoms
- 物質誘発性不安障害，強迫性症状を伴うもの
  Substance/Medication-Induced Anxiety Disorder, With Obsessive-Compulsive symptoms

身体表現性障害　Somatoform Disorder
- 身体醜形障害　Body Dysmorphic Disorder

他のどこにも分類されない衝動制御の障害
Impulse-Control Disorders Not Elsewhere Classified
- 抜毛癖　Trichotillomania

DSM-5

強迫関連障害　Obsessive-Compulsive and Related Disorders
- 強迫性障害　Obsessive-Compulsive Disorder
- 身体醜形障害　Body Dysmorphic Disorder
- 溜め込み障害　Hoarding disorder
- 抜毛癖　Trichotillomania (Hair-Pulling Disorder)
- 自傷性皮膚障害（皮膚引っ掻き症）
  Excoriation (skin-picking) disorder
- 物質／薬物誘発性強迫関連障害
  Substance/Medication-Induced Obsessive-Compulsive and Related Disorders
- 身体疾患による強迫関連障害
  Obsessive-Compulsive and Related Disorder Due to Another Medical Condition
- 他で特定される強迫関連障害
  Other Specified Obsessive-Compulsive and Related Disorder
- 特定出来ない強迫関連障害
  Unspecified Obsessive-Compulsive and Related Disorders

表3-3-5　強迫性障害の診断基準

A　強迫観念または強迫行為のどちらか、または両方：
(1)および(2)によって定義される強迫観念
1．反復的、持続的な思考、衝動、または心像であり、それは症の期間の一時期には、侵入的で望まないものとして体験されており、多くの人に強い不安や苦痛を引き起こすことがある。
2．その人は、この思考、衝動、または心像を無視したり、または何か他の思考または行為（すなわち、強迫行為）によって中和したりしようと試みる。

(1)および(2)によって定義される強迫行為
1．反復行動（例：手を洗う、順番に並べる、確認する）または心の中の行為（例：祈る、数を数える、声を出さずに言葉を繰り返す）であり、その人は強迫観念に反応して、または厳密に適用しなくてはならない規則に従って、それを行うよう駆り立てられていると感じている。
2．その行動や心の中の行為は、不安または苦痛を予防したり、緩和したり、または何か恐ろしい出来事や状況を避けることを目的としている。しかし、この行動や心の中の行為は、それによって中和したり予防したりしようとしていることとは現実的関連を持っていないし、または明らかに過剰である。
注：年少児はこれらの行動または心の中の行為の目的をはっきり述べることはできないかもしれない。

B　強迫観念または強迫行為は、時間を浪費させる（1日1時間以上かかる）、または臨床的に著明な苦痛を生じさせたり、社会的、職業的あるいはその他の重要な局面での機能を症させたりする。

C　強迫症状は、物質（例：乱用薬物、薬物）または他の身体疾患の生理学的作用によるものではない。

D　その症は他の精神障害の症状ではうまく説明されない（例：全般性不安障害におけるような過剰な不安；身体醜形障害におけるような相貌へのとらわれ；溜め込み障害におけるような所有物を廃棄することの困難；抜毛癖［hair-pulling disorder］におけるような体毛の引き抜き；自傷性皮膚障害［皮膚引っ掻き症］におけるような皮膚つまみ；常同運動障害におけるような常同性；摂食障害におけるような儀式化された食行動；物質関連障害や依存症におけるような物質や賭博への没頭；疾病不安障害におけるような病気にかかっているという観念へのとらわれ、性的倒錯障害におけるような性的な衝動や空想；破壊障害、衝動制御障害、素行障害におけるような衝動性、大うつ病性障害におけるような罪深いという考え；統合失調症スペクトラムやその他の精神病性障害におけるような思考吹入や妄想的な没頭；または自閉症スペクトラムにおけるような反復的行動パターン。

- 該当すれば特定せよ：
  - 適正な洞察があるもの：その人は強迫性障害による信念を明確に、またはおそらく正しくないと認識している。もしくは正しいかもしれないし、正しくないかもしれないと認識している。
  - 洞察に乏しいもの：その人は強迫性障害による信念をおそらく正しいと考えている。
  - 洞察がない／妄想的確信があるもの：その人は強迫性障害による信念を完全に正しいと確信している。
- 該当すれば特定せよ：
  - チック関連：その人は現在または過去にチック症の既往がある。

連障害へ章が移された。強迫性障害と同様に、外見へのとらわれに関する洞察の程度を"適正な洞察"から"乏しい洞察""洞察欠如／妄想的確信"まで3段階で評価する。DSM-IVでは身体醜形障害の妄想性亜型は身体醜形障害と妄想性障害；身体型の両方にコードされていた。DSM-5では"洞察欠如／妄想的確信を伴う身体醜形障害"と表記される。自身の筋肉が細い、醜いと考える症例には筋肉醜形症（Muscle Dysmorphia）という特定子が用いられる。

溜め込み障害（Hoarding Disorder）はDSM-5で新設された。溜め込みに関する信念と行為に関する洞察の程度を、適正な洞察、乏しい洞察、洞察欠如／妄想的確信の3段階で評価する。

抜毛癖（Trichotillomania）は英語名にHair-Pulling Disorderが加えられ、他のどこにも分類されない衝動制御の障害から本章に移された。また、自傷性皮膚障害（皮膚引っ掻き症）（Excoriation (Skin-Picking) Disorder）も新たに加えられた。これらの身体の一部に焦点をあてた行為は強迫観念やとらわれでは誘発されない。一方で、不安や退屈、緊張などの情緒の変化に先行、あるいは随伴することがある。体毛を抜くまたは皮膚を引っ掻くという行為の結果、満足感、喜び、安心感が得られることもある。これらの疾患を有する人はその行為を意識して行っている場合もあるし、まったく気づいていない場合もある。

物質／薬物誘発性強迫関連障害（Substance/Medication-Induced Obsessive

-Compulsive and Related Disorder）は物質中毒または離脱、または服薬の結果による強迫症状からなる。DSM-IVでは物質誘発性不安障害に内包された概念であったが、薬物誘発性の強迫症状を加えて、独立した。身体疾患による強迫関連障害（Obsessive-Compulsive and Related Disorder Due to Another Medical Condition）は身体疾患の直接的な病態生理学的な結果による症状からなる。原因は外部にあるという点において物質／薬物誘発性強迫関連障害と同等である。DSM-IVでは一般身体疾患による不安障害の概念に含まれていた。

他で特定される強迫関連障害（Other Specified Obsessive-Compulsive and Related Disorder）は特定の強迫関連障害の診断基準を満たさない例で、醜貌恐怖 Shubo-kyofu や自己臭恐怖 Jikoshu-kyofu など、わが国で確立された疾患概念も含まれる。

特定不能の強迫関連障害（Unspecified Obsessive-Compulsive and Related Disorder）は、情報不足により診断項目が未定のものを指す。

3 強迫の時代は到来したか

限りなく脱線に近い、筆者の感想を付け加えさせていただきたいという欲望を抑えきれない。強迫性障害の研究者ザルツマンはかつて、19世紀はヒステリーの時代であったが20世紀は強迫の時代であるという意味のことを述べた。この言葉はかつて、一部の社会学者からもずいぶん評価されていたという印象を受ける。わが国においては、強迫性はキッチリズムの愛称とともに、民族的な特徴の1つとまでいわれた時代があった。さらにその背後にはわが国の学校教育が指摘され、学校こそ強迫の母といったいい方がなされたのを年配の精神科医であれば覚えているのではないだろうか。たしかに強迫性がなくては新幹線も走らないだろうし、ロケットも打ち上がらないであろう。キッチリ行うという基盤によって、わが国の繁栄がもたらされ、その一方で、たとえばメランコリー親和型うつ病など、他の疾患においても強迫性の関与が指摘されてきた。

さてそれでは強迫の時代がきたのだろうか。そうではなさそうという印象を筆者はもつのであるが、この印象は大方の賛同を得られるのではないかと思う。どうもその反対の自傷ばかりが目立つのである。国際比較における子どもの学力は低下し、容易に仕事を辞めてしまう若者が増え、手抜きや偽装ばかりが目立つようになりと。その代表はといえば、メランコリー親和型うつ病に対する「新型うつ病」である。

だが新型うつ病について言及したところで少し触れたように、いまや目立つのは強迫よりも発達凸凹の存在である。このことはさらに別の連想をわれわれに導く。強迫の背後に、発達凸凹の存在を見落としていたことと、ヒステリーの背後にトラウマの存在を見落としていたことは、ともにこれまでの精神医学の欠落であった。すると21世紀のキーワードは、強迫ではなく、発達凸凹とトラウマということになるのだろうか。いくらか牽強付会であるが。

4 身体症状関連障害 (Somatic Symptom and Related Disorders)

DSM-5では、DSM-IVの身体表現性障害が大幅に再編され、身体症状関連障害（Somatic Symptom and Related Disorders）という新しいカテゴリーが構成された。これは、個人に苦痛や日常生活における支障を引き起こす身体症状を共通の特徴とするグループの総称である。この背景には、DSM-IVにおける身体表現性障害に含まれる各診断には、病態が重複する部分が多々あり、各診断の境界も不明瞭で、時に混乱を生じ、実用性にいちじるしく欠けていたという反省がある。また、このカテゴリーに属する疾患群は、精神科医療よりも、内科など身体科の医療場面で遭遇することが多いため、内科医など精神科医以外の臨床医が使いやすいように改変される必要があった。

具体的には、DSM-IVにおける身体化障害や鑑別不能型身体表現性障害、疼痛性障害、そして心気症が削除され、身体症状性障害（Somatic Symptom Disorder）（表3-3-6）と疾病不安障害（Illness Anxiety Disorder）（表3-3-7）の2つの診断に統合新設された。診断数が削減されたことにより、従来

表3-3-6　身体症状性障害の診断基準

A．苦しいあるいは日常生活の著しい妨げとなっているひとつまたはそれ以上の身体症状
B．次の少なくともひとつによって明らかにされる身体症状または健康上の関心に関連する過剰な考え、感情、あるいは行動
　1．症状の重症度に関する不適切で持続的な考え
　2．健康や症状に関する持続的な強度の不安
　3．過度の時間と労力をこのような症状や健康上の関心に費やす
C．どの身体症状も連続性に存在するわけではないが、身体症状がでる状況は持続性である（典型的には6カ月以上）
あれば特定せよ
　顕著な痛みを伴うもの（前は疼痛性障害）：
あれば特定せよ
　持続性：重度の症状で障害が著しく、経過が長い（6カ月以上）
現在の重症度を特定せよ
　軽度：基準Bがひとつ
　中等度：基準Bが2つ以上
　重度：基準Bが2つ以上で、それに加え、多様な身体的愁訴（あるいは、重度の身体症状がひとつ）

表3-3-7　疾病不安障害の診断基準

A．ある重い病気に罹患している、あるいは罹るという先入観
B．身体症状はないか、あったとしても、症状の強さはごく軽度。もし、別のことで治療が必要となる状況が現れても、あるいは、治療を要する状況に至る高い危険性があるとしても（たとえば、強い家族歴）、その先入観は明らかに行き過ぎているか、または偏っている
C．健康への高水準の不安があり、自身の健康状態について容易に怯える
D．過剰な健康関連行動をとったり（病気の兆候を繰り返しチェックする）、あるいは不適切な回避行動をとる（診察を受けようとしない）
E．病気に関係する思い込みは少なくも6カ月の間認められるが、その間に恐怖の対象となる具体的な病気は変化し得る
F．病気に関係する先入観は、身体症状性障害、パニック障害、全般性不安障害、身体醜形障害、強迫性障害、妄想性障害身体型など、他の精神疾患ではよく説明できない
いずれかを特定せよ
　支援探索型：内科医の受診、検査や処置を受けるなどの医療をしばしば利用する
　支援拒否型：医療を受けるのはまれ

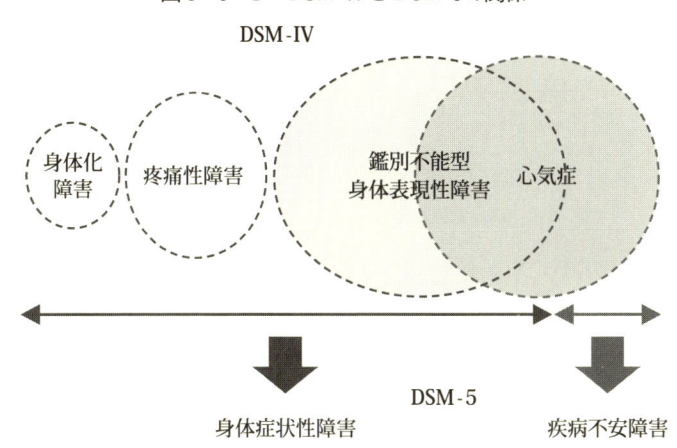

図 3-3-1　DSM-IVとDSM-5の関係

DSM-IV

身体化障害　疼痛性障害　鑑別不能型身体表現性障害　心気症

DSM-5

身体症状性障害　　　疾病不安障害

の身体表現性障害で生じていた疾患同士の重複が解消されたことになる（図3-3-1）。

　その他の変更点としては、身体症状が主要な症状であり、精神科以外の医療場面でよく遭遇するという特徴から、虚偽性障害が身体症状関連障害のカテゴリーに移動した。また、DSM-IVにおいて「臨床的関与の対象となることのある他の状態」のカテゴリーに掲載されていた「身体疾患に影響を与えている心理的要因」も、虚偽性障害と同様の理由から、身体症状関連障害に移動となった。一方で、DSM-IVで身体表現性障害に含まれていた身体醜形障害は、自身の外見に対するこだわりという、主要な症状の中に認められる強迫が重視され、強迫関連障害に移動となり、身体症状関連障害からは除かれた。転換性障害（Conversion Disorder）は、ひきつづき身体症状関連障害の中に残ることとなったが、一部診断基準が変更され、診断時には必ずしも、心理的要因の関与が明白でなくともよいことになった。身体症状関連障害の診断基準を完全には満たさない病態に対しては、他で特定される身体症状関連障害（Other Specified Somatic Symptom and Related Disorder）の診断が設けられ、十分な情報が明らかでなく、具体的な診断をすることが不可能な状

況に対し、特定不能の身体症状関連障害（Unspecified Somatic Symptom and Related Disorder）が設けられているのは他のグループと同じである。

　もう1つ、このように変更された背景として大きな要点となっているのは、DSM-IVの身体表現性障害では、その診断基準において、身体症状が医学的に説明できないことを強調しすぎていた点がある。このことは、診断を受けた患者にとって、彼らの身体症状が現実のものではないことを意味するととらえられ、不快で侮辱的な診断と受け止められることも現実にはあった。しかし、実際の医療場面では、医学的に説明がつくかどうか判然としない症状はご存じのようにけっして稀ではなく、医学的に根拠がないと判断する中にも、現在の医学では説明できないだけであって、医学の進歩とともに病因が明らかとなることもあり、限界があるといわざるをえない。DSM-5の身体症状関連障害で主要な疾患となる身体症状性障害では、身体症状に対する医学的説明の欠落は重視せず、身体症状に関連する過剰な考えや感情、行動的要素を中心に診断基準に組み入れており、身体症状のみを評価し得られるものよりも、臨床的な全体像をより広範かつ正確に反映されるようになっている。また、身体症状性障害を含め、身体症状関連障害には身体疾患が併存することも許されている。ただし想像妊娠（転換性障害や他で特定される身体症状関連障害の診断になる）においては、医学的検索や診察によって、症状の矛盾を証明することが可能であり、医学的に説明できないということが重要な点として残された。また転換性障害で認められる神経症状についても、神経学的病態生理と矛盾するものであるということが重要な診断基準となっている。

　身体症状性障害の新設によって、DSM-IVにおいて身体化障害や鑑別不能型身体表現性、疼痛性障害と診断されていた患者の大部分は、DSM-5において身体症状性障害と診断されることになると思われる。心気症と診断されていた患者の約75％もまた、今後は身体症状性障害と診断されることになる。心気症患者の残り約25％については、身体症状を欠いているものの、強い健康に対する不安を抱いており、DSM-5では疾病不安障害と診断されることになりそうである。疾病不安性障害は、不安障害のカテゴリーでの掲載も考

慮されたとあるが、強い身体的関心に特徴があることと、内科など身体科での医療場面でよく遭遇することから、実用性を重視し、身体症状関連障害のカテゴリーにおさめられた。

〔森　則夫・栗田大輔・中里一貴〕

Ⅳ

哺育と摂食の障害

1 新たな摂食障害の概要

　本項に分類される疾患は表3-4-1に示す通りである。また、本項におけるDSM-ⅣからDSM-5へのおもな変更点については表3-4-2にまとめた。この中でもっとも大きい変更点は「むちゃ食い障害」が加わったことである。DSM-Ⅳにおいては、多くの摂食障害患者が「神経性無食欲症」「神経性大食症」の診断基準を満たさず、「特定不能の摂食障害」という、いわゆる"ごみ箱診断"に分類されるという問題があった。最近の研究によれば、DSM-Ⅳで摂食障害の診断された397人（うち91％が女性）をDSM-ⅣとDSM-5の診断基準で比較したところ、神経性無食欲症は14％から20％に増え、神経性大食症は18％で変化なかった。DSM-Ⅳで特定不能の摂食障害と診断されたものは68％であったのに対し、DSM-5では特定不能の摂食障害は8％に減り、むちゃ食い障害が53％と診断された（Keelら，2011）。また、コミュニティーサンプルから抽出した一般の高校生、大学生3,048名に対する疫学研究では、118名（3.87％）が摂食障害と診断された。このうち、DSM-ⅣとDSM-5の診断基準で比較したところ、神経性無食欲症は0.59％から0.69％に、神経性大食症は0.46％から0.59％にそれぞれ増え、むちゃ食い障害と診断されるものは0.62％、特定不能の摂食障害は2.82％から1.97％に減った（Machado，2013）。以上から、今回のDSM-ⅣからDSM-5への改定により、特定不能の摂食障害と診断される割合はかなり減り、その一部が神経性無食欲症、神経性大食症の診断を受けるとともに、かなりの割合が

表3-4-1　哺育と摂食の障害

- 異食症 Pica
- 反芻性障害 Rumination Disorder
- 回避/制限性食物摂取障害（仮称）Avoidant/Restrictive Food Intake Disorder
- 神経性無食欲症 Anorexia Nervosa
- 神経性大食症 Bulimia Nervosa
- むちゃ食い障害 Binge-Eating Disorder
- 他で特定される哺育と摂食の障害 Other Specified Feeding and Eating Disorder
- 特定不能の哺育と摂食の障害 Unspecified Feeding or Eating Disorder

表3-4-2　哺育と摂食の障害の変更点

- DSM-IVでは幼児期の栄養補給・摂食に関する精神疾患である『幼児期または小児期早期の哺育、摂食障害』と成人期の『摂食障害』に分かれていた疾患群が1つのカテゴリーに統一され、大きな枠組みで『哺育と摂食の障害』となった。
- 『幼児期または小児期早期の哺育障害』が『回避/制限性食物摂取障害（仮称）』に変更された。
- 『神経性無食欲症』の診断項目で、必要な体重を維持することの"拒否"という文言がなくなった。
- 『神経性無食欲症』の診断基準の項目に体重の目安がなくなった。
- 『神経性無食欲症』の診断基準の項目に"無月経"がなくなった。
- 『神経性無食欲症』『神経性大食症』ともに寛解に関する病型分類が加わった。
- 『神経性無食欲症』にBMIを基準とする重症度分類が加わった。
- 『神経性大食症』の診断基準で、過食代償行動の頻度が週2回から週1回となった。
- 『神経性大食症』の病型分類で排出型／非排出型の区分けがなくなった。
- 『神経性大食症』で不適切な代償行動の頻度による重症度分類が加わった。
- 『むちゃ食い障害』が研究案から疾患単位として正式に追加された。

むちゃ食い障害の診断を受けることになると予想される。一方、DSM-5では各疾患の関連をめぐって、次のように記述されている。「これらの疾患は、それぞれの疾患が経過、転帰、必要とされる治療の点で互いに異なる。一方それぞれの疾患の摂食に関係する症状は、物質関連障害の患者に見られる「渇望」や「強迫的な振る舞い」のような症状と似通っている。これらの疾

患において、このような類似する症状が見られるのは、自己コントロールの調整や報酬に関する共通した神経回路の問題を抱えている可能性がある。しかし、現在のところ、これらの疾患の間で共通する要因と疾患固有の要因がそれぞれどのようなものかはわかっていない」。このように、今後の研究の進展によって、摂食障害の概念自体が大きく変化する可能性をもつことが明示されているのである。

　以下に各疾患の変更点の詳細について述べる。

2　幼児期に見られる哺育と摂食の障害

　異食症、反芻性障害については、大項目が変更になっただけで、DSM-IVからDSM-5への大きな違いはない。回避／制限性食物摂取障害はDSV-IVの、幼児期または小児期早期の哺育障害から変更になったものである。疾患名の変更が示す通り、本疾患が幼少期に限定するものではなく、成人後も疾患の特徴が持続する可能性について述べられている。すなわち、DSM-IVでは本疾患の経過について青年期以降は身体的な成長が改善するとの記載にとどまっており、哺育と摂食に関する問題行動そのもの経過についての記載がなかったが、DSM-5では、成人しても食物摂取に関する問題が持続する可能性について述べられている。

3　神経性無食欲症と神経性大食症の変更点

　神経性無食欲症の診断基準の変更点は次のとおりである。DSM-IVでは診断基準に「正常体重の最低限、またはそれ以上を維持することの拒否」という内容があった。しかし、拒否は客観的に判断できる患者の意図的な態度を示すのに対し、実地臨床ではそのような意図がわかりにくい場合でも、カロリーを制限する行動が見られることはご存じのように稀ではない。日常的によく目にする、「食べたいのに食欲がない」「お腹が張る」といって食べなかったり、食後に「（自然に）吐いてしまう」など、拒否ではないがじつはカ

ロリーを制限する行動であり、DSM-5ではこの内容が削られることになった。また、DSM-IVでは診断基準Aで「正常体重の最低限」の例として「期待される体重の85%以下」という数値が明示されていた。これは現行のICD-10でも同様である。一方、DSM-5では診断基準では数値の明示を避け「いちじるしい低体重とは、正常下限より低い体重」との記載にとどめている。診断的特徴において、アメリカ疾病予防管理センター（CDC）や世界保健機構（WHO）の正常下限の体重の基準を引き合いに出して、BMIが18.5以上であればいちじるしい低体重とはみなすべきではないとしている。さらに、幼少期・思春期の患者においては年齢に応じたBMIパーセンタイル値を使用することを推奨している。しかしながら、診断する際には数値的な指標に加え、元来の体型、体重変化の変遷、身体的な問題を加味して診断をするように推奨している。

　さらに、診断基準の項目から無月経の項目がなくなった。これは、男性の患者、月経発来前の罹患、避妊薬の内服による無月経の可能性、また、閉経後にも神経性無食欲症の症例が存在することに配慮したものである。このため、月経の有無にかかわらず神経性無食欲症の診断を下すことができるようになった。

　DSM-5では、病状の経過について、過去3カ月の症状から部分寛解と完全寛解を特定するように求めている。これにもとづくと、体重が回復した後も肥満恐怖の精神病理やボディ・イメージの歪みをもちつづけている症例については、部分寛解となる。そもそも、拒食症（過食症もそうであるが）、肥満恐怖・やせ願望という中核の精神病理が患者の社会生活を障害しているのであり、体重や月経の回復は疾患の改善そのものではない。DSM-IVではそのような中核の精神病理をもちつづけていても、体重さえ増えれば神経性無食欲症の診断から外れ、特定不能の摂食障害と診断せざるをえなかった。先に述べたように、DSM-5ではDSM-IVで「特定不能」を極力減らすように努力されている。そのために、神経性無食欲症の診断基準が広くなり、結果的に神経性無食欲症と診断が可能な症例が相対的に増加すると予想される。重症度分類に関しては、17.5以上を軽度としている。DSM-5は、WHOが

定義するBMI 18.5未満＝「痩せ」という体重の基準に準拠していることから、BMI 17.5～18.5が「軽症の痩せ」と解釈することができる。わが国では20歳代の4人に1人が痩せ（BMI 18.5未満）であり、やせ願望をもつ人の割合も多い。このため、DSM-5の重症度分類をわが国の実情に当てはめると、めちゃくちゃ多数の人に神経性無食欲症の診断が当てはまることになるおそれが否定できない。神経性大食症の変更点は、神経無食欲症の項でも触れたように、ごみ箱診断である特定不能群を減らす意図が見てとれる。すなわち、神経性大食症の診断基準は少し緩くなった。診断基準そのものは大きな変更はないが、過食代償行動の頻度が週2回から週1回となり、病型分類で排出型／非排出型の区分けがなくなった。重症度分類が加わり、不適切な代償行動の頻度により重症度を分類するようになったなどが主たる変更点である。

4 むちゃ食い障害という「疾患」の登場

むちゃ食い障害はDSM-Ⅳでは「今後の研究のための基準案と軸」の項に暫定的に記載され、診断上は特定不能の摂食障害に入っていた。DSM-5では正式に哺育と摂食の障害の項の一疾患カテゴリーとなった。診断基準を表3-4-3に示した。むちゃ食い障害の診断では、一般的な（病的ではない）食べ過ぎ、神経性大食症、肥満との鑑別に注意が必要である。むちゃ食い障害とは、単なる食べ過ぎとは異なり、食事摂取をコントロールすることができず、身体的問題、心理的問題が大きい。単なるダイエットをすることはあっても、神経性大食症のように、過度の食事制限をつづけることはないし、嘔吐や過剰な運動のような代償行動を行うこともない。このため、むちゃ食い障害では肥満者が多いのが特徴である。単なる肥満とくらべ、むちゃ食い障害は他の精神疾患の合併が多い。中でも双極性障害、うつ病、不安障害との合併が多いことが記載されている。単なる肥満者とくらべ、むちゃ食い障害の患者は体重や体型をより気にする。単なる肥満者とくらべ、むちゃ食い障害では心理療法が有効であり、長期的には肥満者よりも予後がよいと書か

表3-4-3 むちゃ食い障害の診断基準

A　むちゃ食いのエピソードの繰り返し。むちゃ食いのエピソードは以下の2つによって特徴づけられる。
　1．他とははっきり区別される時間帯に（例：1日の何時でも2時間以内）、ほとんどの人が同じような時間に同じような環境で食べる量よりも明らかに多い食物を食べること。
　2．そのエピソードの期間では、食べることを制御できないという感覚（例：食べるのをやめることができない、または、何を、またはどれほど多く、食べているかを制御できないという感じ）
B　むちゃ食いのエピソードは、以下の3つ以上を伴っている。
　1．普通よりもかなり早く食べる。
　2．苦痛に感じるほど満腹になるまで食べる。
　3．空腹を感じていないときに大量の食物を食べる。
　4．自分がどれほどたくさん食べるかを恥ずかしく感じて一人で食べる。
　5．その後に自分に嫌気がさす、抑うつ的になる、または強く罪深く感じる。
C　むちゃ食いに関する強い苦痛。
D　むちゃ食いは、平均して、少なくとも3カ月間にわたって週1回起こっている。
E　むちゃ食いは、神経性大食症におけるような不適切な代償行為の反復とは関連しておらず、神経性無食欲症または神経性大食症の経過中にのみ起こるものではない。
該当すれば特定せよ：
　部分寛解 in partial remission：以前にむちゃ食い障害の診断基準を過去に完全に満たした後、平均週1回に満たない頻度でむちゃ食いを行う持続的な期間が続いている。
　完全寛解 in full remission：以前にむちゃ食い障害の診断基準を完全に満たした後、診断基準のいずれも合致しない期間が続いている。
現在の重症度を特定せよ：
　重症度の基準は、むちゃ食いエピソードの頻度（下記）に基づく。重症度は他の症状や機能障害の程度を反映して高くなることもある。
　軽度（Mild）：むちゃ食いエピソードが平均して週に1〜3回
　中等度（Moderate）：むちゃ食いエピソードが平均して週に4〜7回
　重度（Severe）：むちゃ食いエピソードが平均して週に8〜13回
　極度（Extreme）：むちゃ食いエピソードが平均して週に14回以上

れている。すなわち、むちゃ食いが軽快することで肥満が改善しやすいというのであるが、本当だろうか。むちゃ食い障害は、発症前にダイエットをしていることが多い。しかし、神経性大食症とは異なり、非機能的なダイエッ

トをすることはまれである。思春期、成人期早期に多く発症するものの、神経性無食欲症や神経性大食症にくらべ、治療を求めて病院にかかる年齢が高い。18歳以上の女性と男性の比率は2：1（1.6%、0.8%）であり、神経性無食欲症や神経性大食症にくらべて男性の割合が多いのも本疾患の特徴である。寛解率は神経性無食欲症や神経性大食症くらべてよい。罹病期間は長いものの、神経性無食欲症や神経性大食症と診断を行き来することはまれであると記載されている。

5 他で特定される哺育または摂食の障害 (Other Specified Feeding or Eating Disorder)

これまで述べてきた摂食障害の症状の特徴はもつものの、一部の診断基準を満たさないものについて、DSM-IVではすべて特定不能の摂食障害としていたが、DSM-5ではこれらを特定不能とは区別して、下記のごとく、一群の疾患カテゴリーとしてその他の特定された哺育と摂食の障害と診断する。それは次の各群である。非定型神経性無食欲症（Atypical Anorexia Nervosa）。頻度や期間が診断基準を満たさない神経性大食症（Bulimia Nervosa (of Low Frequency and/or Limited Duration)）。頻度や期間が診断基準を満たさないむちゃ食い障害（Binge-Eating Disorder (of Low Frequency and/or Limited Duration)）。過食がなく排出行動のみの摂食の障害（Purging Disorder）。深夜摂食症候群（Night Eating Syndrome）

文 献

Keel et al., (2011)：Comparison of DSM-IV versus proposed DSM-5 diagnostic criteria for eating disorders: reduction of eating disorder not otherwise specified and validity. *Int J Eat Disord*, 44 (6): 553-60.

Machado P et al., (2013): DSM-5 reduces the proportion of EDNOS cases: Evidence from community samples. *Int J Eat Disord*, 46 (1): 60-5.

〔竹林淳和・栗田大輔〕

V

物質関連および嗜癖障害

1 このグループの成り立ち

　物質関連および嗜癖障害（Substance-Related and Addictive Disorders）は、DSM-Ⅳの物質関連障害（Substance-Related Disorders）が発展したグループである。DSM-5では、嗜癖障害（Addictive Disorder）という用語が加わり、物質関連障害に加え、非物質関連障害（Non-Substance-Related Disorders）といういささか奇妙なカテゴリーが新設された。DSM-5で嗜癖という概念が登場した背景に、さまざまな嗜癖行動（たとえば、セックス依存（Sex Addiction）、運動依存（Exercise Addiction）、買い物依存（Shopping Addiction）が、今後精神疾患として認められ、このカテゴリーに追加される可能性を秘めていることがあげられる。実際、「今後の研究対象となる状況」という項目には、先に触れたようにインターネットゲーム障害（Internet Gaming Disorder）という疾患概念が提唱されているのである。

2 物質関連障害（Substance-Related Disorders）

　物質関連障害は、脳の報酬系に作用する10種類の物質に関する、物質使用障害（Substance Use Disorders）と物質誘発性障害（Substance-Induced Disorders）の2つの大項目で構成されている（表3-5-1）。この2大項目はDSM-ⅣからDSM-5へ踏襲されており大きな変更点はない。物質使用障害（Substance Use Disorders）は、DSM-Ⅳでは、物質依存（Substance Depen-

表 3-5-1　物質関連および嗜癖障害の診断分類の変更

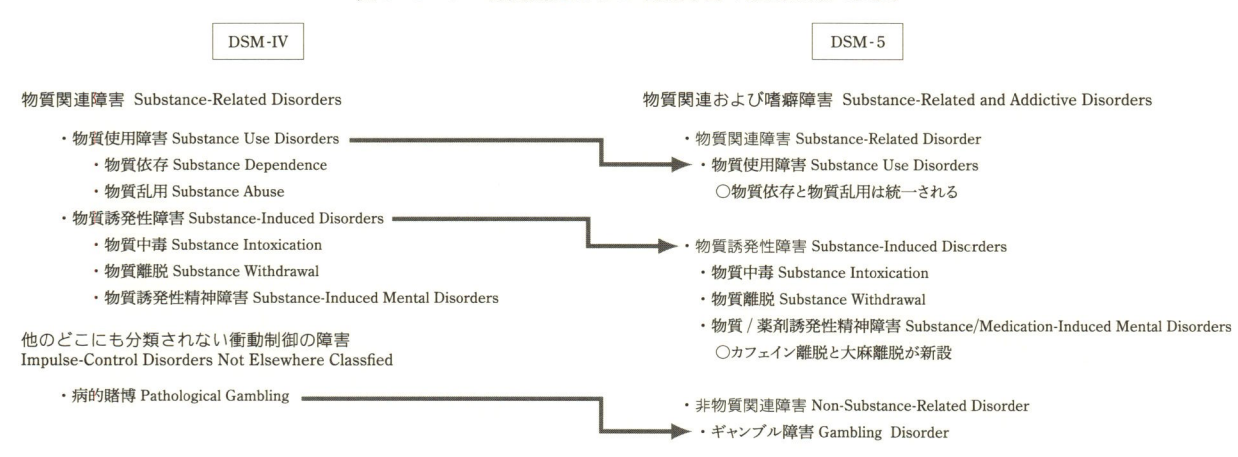

【DSM-IV】

物質関連障害 Substance-Related Disorders

・物質使用障害 Substance Use Disorders
　・物質依存 Substance Dependence
　・物質乱用 Substance Abuse
・物質誘発性障害 Substance-Induced Disorders
　・物質中毒 Substance Intoxication
　・物質離脱 Substance Withdrawal
　・物質誘発性精神障害 Substance-Induced Mental Disorders

他のどこにも分類されない衝動制御の障害
Impulse-Control Disorders Not Elsewhere Classified

・病的賭博 Pathological Gambling

【DSM-5】

物質関連および嗜癖障害 Substance-Related and Addictive Disorders

・物質関連障害 Substance-Related Disorder
　・物質使用障害 Substance Use Disorders
　　○物質依存と物質乱用は統一される
　・物質誘発性障害 Substance-Induced Disorders
　　・物質中毒 Substance Intoxication
　　・物質離脱 Substance Withdrawal
　　・物質／薬剤誘発性精神障害 Substance/Medication-Induced Mental Disorders
　　　○カフェイン離脱と大麻離脱が新設

・非物質関連障害 Non-Substance-Related Disorder
　・ギャンブル障害 Gambling Disorder

dence）と物質乱用（Substance Abuse）に分けられていた。DSM-5 は、物質依存と物質乱用は区別せず、物質使用障害という概念にまとめられた。基本的に、DSM-5 の物質使用障害の診断は、物質使用に関連した行動病理にもとづいている。つまり、コントロールの障害、社会的障害、危険使用、薬理学的基準である（表 3-5-2）。おのおのの詳細は使用障害の診断基準を参考にしていただきたい。細かな変更点について述べると、DSM-IV の乱用の診断基準として述べられていた「法律上の問題」という用語が DSM-5 では削除された。また、渇望・強い欲求（craving）という診断項目が新たに加わった。さらに使用障害の基準を満たした数によって重症度が特定できるようになった。

　ちなみにここでいう「物質」とは、DSM-5 では、アルコール、カフェイン、大麻、フェンシクリジン、他の幻覚剤、吸入剤、鎮静薬、睡眠薬、抗不安薬、オピオイド、中枢刺激薬、タバコ、その他の物質のいずれかと定義されている。使用障害の項目は、物質の違いにほとんど大差ないため、各物質の使用障害の診断基準はここでは省略する。

3　物質誘発性障害、物質／薬物誘発性精神障害（Substance-Induced Disorders, Substance/Medication-Induced Mental Disorders）

　物質誘発性障害（Substance-Induced Disorders）は、物質中毒（Substance Intoxication）と物質離脱（Substance Withdrawal）、それに物質／薬物誘発性精神障害（Substance/Medication-Induced Mental Disorders）の 3 要素から成る。物質中毒および物質離脱の診断項目は DSM-IV と大きな変更点はないため省略するが、DSM-5 で、(1)カフェイン離脱、(2)大麻離脱の 2 つが新設された。つまり、カフェインおよび大麻の離脱症状が学術的に認められたことにほかならず、この問題が精神保健上の大きな問題になってきたことを反映している。この 2 つの疾患概念については表 3-5-3 および表 3-5-4 を参照していただきたい。

表 3-5-2　物質使用障害の診断基準

A．臨床的に重大な障害や苦痛を引き起こす【物質】使用の不適応的な様式で、以下の2つ以上が、同じ12カ月の期間内のどこかで起こることによって示される。
　1．【物質】をはじめのつもりよりも大量に、またはより長い期間、しばしば使用する
　2．【物質】を中止、または制限しようとする持続的な欲求または努力の不成功のあること
　3．【物質】を得るために必要な活動、【物質】使用、または、その作用からの回復などに費やされる時間の大きいこと
　4．【物質】の使用に対する渇望・強い欲求または衝動
　5．【物質】の反復的な使用の結果、仕事・学校または家庭の重大な役割義務を果たすことができなくなった
　6．持続的あるいは反復的な、社会的なまたは対人関係の問題が【物質】の影響により引き起こされたり悪化したりしているにもかかわらず【物質】使用が持続
　7．現在の【物質】の使用のために重要な社会的、職業的または娯楽的活動を放棄、または減少させていること
　8．身体的危険のある状況で【物質】を反復使用する
　9．精神的または身体的問題が、【物質】によって持続的または反復的に起こり、悪化しているらしいことを知っているにもかかわらず、【物質】使用を続けること
　10．耐性、以下のいずれかによって定義されるもの：
　　　a．中毒または期待する効果に達するために、著しく増大した量の【物質】が必要
　　　b．同じ量の【物質】の持続使用で効果が著しく減弱
　11．離脱、以下のいずれかによって定義されるもの：
　　　a．【物質】に特徴的な離脱症候群がある（【物質】離脱の基準AとBを参照）
　　　b．離脱症状を軽減したり回避したりするために、【物質】（または密接に関連した物質）を摂取する
該当すれば特定せよ：
・早期寛解にあるもの In early remission：以前に【物質】使用障害の基準を完全に満たし、その後に【物質】使用障害の基準（A4「【物質】の使用に対する渇望・強い欲求または衝動」以外）のいずれも満たさない時期が3カ月以上12カ月未満の間あったもの
・持続した寛解にあるもの In sustained remission：以前に【物質】使用障害の基準を完全に満たし、その後に【物質】使用障害の基準（A4「【物質】の使用に対する渇望・強い欲求または衝動」以外）のいずれも満たさない時期が12カ月以上あったもの

該当すれば特定せよ
- 管理された環境下にある In a controlled environment：この付加的な特定用語は【物質】の使用が制限された環境にいる人に用いられる。
- 維持療法中 On maintenance therapy：この付加的な特定用語は【物質】の使用障害に対して治療を受けており、現在使用障害のクライテリアを満たさない人に用いられる（オピオイド使用障害およびタバコ使用障害のみ）

現在の重症度を特定せよ：
- 軽度 Mild：基準の2つか3つを満たす
- 中等度 Moderate：基準の4つか5つを満たす
- 重度 Severe：基準の6つ以上を満たす

表3-5-3　カフェイン離脱の診断基準

A．長期にわたる連日のカフェイン使用
B．以下の3つ以上の徴候または症状が、基準Aに示したカフェイン使用の突然の中止または減量の後、24時間以内に発現する
  1．頭痛
  2．著明な疲労感か眠気
  3．不快気分、抑うつ気分、または怒りっぽさ
  4．集中困難
  5．インフルエンザの症状（嘔気、嘔吐あるいは筋肉の痛み／硬さ）
C．基準Bの症状が臨床的に著しい苦痛または社会的・職業的・他の重要な領域における機能の障害を引き起こしている
D．その症状または徴候は他の医学的状況（例、偏頭痛、ウイルス性疾患）の生理学的影響によるものではなく、他の物質の中毒や離脱を含む他の精神障害でよりよく説明されない

　物質／薬物誘発性精神疾患については、DSM-5の各精神疾患に対応している。細かな変更点について述べると、物質の分類について、DSM-IVではコカインとアンフェタミンは分かれていたが、DSM-5では中枢刺激薬として統一された。またアヘン類はオピオイドに変更となった。余談ではあるが物質／薬物誘発性精神障害の診断基準に従えば、大麻や覚せい剤中止後から1カ月以上持続する精神病症状は、このカテゴリーではなく、統合失調症スペクトラムの診断となることがわかる。このことは、大麻使用が統合失調症発症の環境要因である、覚せい剤精神病という概念は存在しない（つまり大

表3-5-4 大麻離脱の診断基準

A．長期にわたる大量の大麻使用（すなわち，通常は毎日またはほぼ毎日の使用を少なくとも数カ月間にわたる使用）
B．以下の3つ以上が，基準Aの後，約1週間以内に発現する
 1．怒りっぽさ，怒り，または攻撃性
 2．神経質さまたは不安
 3．睡眠困難（すなわち，不眠，眠りを妨げる夢）
 4．食欲減退または体重減少
 5．おちつきのなさ
 6．抑うつ気分
 7．以下の非常に不快な身体症状のうち少なくとも1つ：腹痛，ふるえ／振戦，発汗，発熱，寒気，または頭痛
C．基準Bの症状が臨床的に著しい苦痛または社会的・職業的・他の重要な領域における機能の障害を引き起こしている
D．その症状または徴候は他の医学的状況によるものではなく，他の物質の中毒や離脱を含む他の精神障害でよりよく説明されない

麻や覚せい剤による慢性持続性精神病は認めない）という欧米の考えを踏まえていることを意味する。

4 非物質関連障害 (Non-Substance-Related Disorders)

　この奇妙なカテゴリーはDSM-5で新設されたものである。DSM-Ⅳで，「他のどこにも分類されない衝動制御の障害」の章に記載されていた病的賭博が，ギャンブル障害と名称変更し，この非物質関連障害のカテゴリーに移動した。このカテゴリーは現在ギャンブル障害のみであるが，今後，嗜癖に関連した疾患概念が追加されていくものと予想される。DSM-5は，この点について以下のように述べている。ギャンブルは物質関連障害の物質と同様に脳の報酬系に作用することがわかっている。インターネットゲームも同様に脳の報酬系に作用することがわかっているが，ギャンブルよりはっきりしていない。繰り返しの行動＝嗜癖行動であるセックス依存，運動依存，買い物依存などは，精神疾患としての行動異常と認めるには十分なエビデンスが

ない。
　第2章で触れたように、DSM-IVで病的賭博と同じカテゴリーに所属していた放火癖および窃盗癖は、DSM-5では、「破壊的、衝動制御および行為の障害」の章に残り、抜毛癖は「強迫関連障害」の章に移動した。

〔和久田智靖〕

VI

神経認知障害

1 主として老年変化による器質性疾患の概要

神経認知障害（Neurocognitive disorders：NCDs）は、DSM-IVの「せん妄、認知症、健忘、および他の認知障害」の概念を継承している。すなわち、後天的な、脳の構造的、機能的、神経科学的な変化に起因する疾患群を総称している。DSM-5では、せん妄（Delirium）、大神経認知障害（major NCD）と小神経認知障害（mild NCD）が示され、その後にこれら神経認知障害の病因別亜型の順に書かれている。

2 せん妄（Delirium）

せん妄の基本的な概念に変更はないが、基準Aの表現が修正された（表3-6-1）。また、DSM-IVの基準B（認知の障害と先行する認知症の有無）が、DSM-5における基準C（認知の障害）と基準D（先行する神経認知障害の有無）に分けられ、基準Cに視空間能力（visuospatial ability）が追加された。

特定子として、物質中毒せん妄、物質離脱せん妄、複数の病因によるせん妄、投薬誘導性せん妄、特定の身体疾患によるせん妄、他で特定されるせん妄、特定不能のせん妄がある。初めの2つについてはDSM-5で診断基準が削除されたもので、その他は今回新たに設定されたものである。さらに、急性（Acute）／慢性（persistent）、過活動（hyperactive）／活動低下（hypoactive）／変動する活動量（mixed level of activity）の特定が指示されて

表3-6-1 せん妄の診断基準の変更点

・基本的に変更点はないが、より具体的な診断基準になっている。

A．注意を集中し、維持し、転動する能力の低下を伴う意識障害（すなわち環境認識における清明度の低下）	A．注意（指向、集中、維持、転動）と意識（環境に対する見当識の低下）の障害
B．認知の変化（記憶欠損、失見当識、言語の障害など）、またすでに先行し、確定され、または進行中の痴呆ではうまく説明されない知覚障害の発現	B．障害は短期間で発症し（通常数時間から数日間）、通常の注意や意識からの変化があり、1日を通して重症度が変動する傾向にある
C．その障害は短期間の内に出現し（通常、数時間から数日）、1日のうちで変動する傾向がある	C．認知における追加の障害（記憶欠損、失見当識、言語、視空間能力、知覚）
D．病歴、身体診察、臨床検査所見から、その障害が一般身体疾患の直接的な生理学的結果により引き起こされているという証拠がある	D．基準AとCにおける障害はもう1つの先行、確定、進行中の神経認知障害によってはよりよく説明されないし、昏睡のような覚醒度の重度の低下といった経過で発症していない
	E．病歴、身体診察、臨床検査所見から、その障害が一般身体疾患、物質中毒または離脱、もしくは毒性物質への曝露といった直接的な生理学的結果もしくは多重の病因により引き起こされたという証拠がある

いる。

3 神経認知障害（Neurocognitive Disorders）

これまで用いてきた認知症（Dementia）という用語は、高齢者のみを対象としているような印象や、差別的な印象を与えるという理由によってDSM-5から削除され、神経認知障害という診断名になった。若年者でも、外傷後脳損傷やHIV感染によって2次的に認知障害をきたす可能性があるからである。しかしながらDSM-5では便宜的に臨床場面で認知症という言葉を使うことを妨げるものではないことが明記されている。ちなみにDSM-IV

における健忘（Amnestic Disorders）は、DSM-5では「その他の医学的状態による大神経認知障害」に分類された。

　神経認知障害では、6つの主要な神経認知領域（neurocognitive domain）について障害の水準が評価され、認知障害の重症度とそれによる日常生活の自立度の程度に応じて大神経認知障害か小神経認知障害のいずれかに分けられる（表3-6-2、表3-6-3）。6つの認知領域には、複合的注意（complex attention）、実行機能（executive function）、学習と記憶（learning and memory）、言語（language）、知覚-運動（perceptual-motor）、社会認知（social cognition）があり、これらの評価のために、観察や評価の例が日常生活での様子や利用できる評価尺度が例示されている。

　DSM-5で初めて設けられた診断である小神経認知障害とは、大神経認知障害の診断を満たさない程度の認知機能障害であり、DSM-IVにおける特定不能の認知障害（Cognitive Disorder NOS）、あるいは従来の軽度認知機能障害（Mild Cognitive Impairment：MCI）の概念とほぼ同じである。小神経認知障害は日常生活における障害はまだ目立たない状態であるが、より早期からの治療や介護を可能とするために採用されたものと思われる。

　一方、DSM-IVでの病因別診断は、DSM-5では病因別亜型分類として特定することとなった。病因には、従来のアルツハイマー病に加えて、前頭側頭葉変性、レビー小体病、血管性、外傷性脳損傷、物質／投薬誘発性、HIV感染、プリオン病、パーキンソン病、ハンチントン病があげられ、これらによる神経認知障害について個々の診断基準が記載されている。さらに、アルツハイマー病、前頭側頭葉変性、レビー小体病、血管性疾患、パーキンソン病に関しては診断に、「ほぼ確実（probable）」と「疑い（possible）」をつけることになった。この診断の確からしさの判断基準の1つとして生物学的指標（遺伝子変異、CT、MRI、PET、SPECTなど）が用いられるようになった。

表 3-6-2 大神経認知障害の診断基準

A．1つまたはそれ以上の認知ドメイン（複雑性注意、実行機能、学習と記憶、言語、知覚-運動、社会認知）で以前の活動レベルから明らかな認知障害を来している下記に基づく証拠がある。
  1．個人、よく知られた情報者、もしくは臨床家の認知機能における明らかな低下があるという考え、そして、
  2．認知パフォーマンス、標準化された神経心理学的試験による好んで表現される、またはそれなしで、別の定量された臨床評価における相当に障害されている
B．認知欠損が日常生活における自立性を障害している（例：最低限で、料金の支払いや服薬管理といった日常生活の複雑な操作的活動における援助を必要としている）。
C．認知欠損はせん妄の経過でのみ現れるものではない。
D．認知欠損は他の精神障害（例；大うつ病性障害、統合失調症）ではよりよく説明されない

表 3-6-3 小神経認知障害の診断基準

A．1つまたはそれ以上の認知ドメイン（複雑性注意、実行機能、学習と記憶、言語、知覚-運動、社会認知）で以前の活動レベルから中等度に認知障害を来している下記に基づく証拠がある。
  1．個人、よく知られた情報者、もしくは臨床家の認知機能における明らかな低下があるという考え、そして、
  2．認知パフォーマンス、標準化された神経心理学的試験による好んで表現される、またはそれなしで、別の定量された臨床評価における中等度に障害されている
B．認知欠損が日常生活における自立性に対する能力を障害していない（例：料金の支払いや服薬管理といった日常生活の複雑な操作的活動が維持されているが、より努力が要るもの、代償性の対策、もしくは便宜を必要とするかもしれない）。
C．認知欠損はせん妄の経過でのみ現れるものではない。
D．認知欠損は他の精神障害（例；大うつ病性障害、統合失調症）ではよりよく説明されない

4 病因別亜型

6項目の認知領域について障害の程度と、日常生活における自立の程度に

応じ、大もしくは小神経認知障害と診断される。さらにその診断に対して病因別亜型（etiological subtype）を特定する。以下に各亜型の解説をするが、診断基準の詳細についてはアルツハイマー病による神経認知障害のもののみ示す。

　アルツハイマー病による大もしくは小神経認知障害は、DSM-IVでは記憶障害と失語、失行、失認、実行機能の障害が主たる診断基準になっていたが、DSM-5ではさらに「ほぼ確実」、あるいは「疑い」かの判断を行う基準の1つとして家族歴、遺伝子検査も加えられた（表3-6-4）。診断コードの記述は少々ややこしい。ほぼ確実なアルツハイマー病による大神経認知障害、行動の障害を伴う場合、331.0（G30.9）アルツハイマー病、294.11（F02.81）アルツハイマー病による大神経認知障害、となる。しかし、「疑い」のアルツハイマー病による大神経認知障害、行動の障害を伴う場合は、331.9（G31.9）だけとなり、またアルツハイマー病による小神経認知障害の場合は、「ほぼ確実」であっても「疑い」であっても、331.83（G31.84）のみとなる。「ほぼ確実」な大神経認知障害以外の時には、病名や行動の障害などのコードはつける必要がないということである。

　前頭側頭葉変性による大もしくは小神経認知障害は、行動変異型、言語変異型に大別でき、さらに言語変異型は意味変異型、非文法／非流暢型、そして言語変異型に分類された。そしてそれぞれの変異型ははっきりした特徴があり、神経病理学的所見に一致していることが特徴とされている。「ほぼ確実」と「疑い」診断は遺伝的変異の有無もしくは構造、機能学的画像での前頭側頭領域のはっきりした萎縮か活動性の低下の有無によって区別されている。これはDSM-IVでのピック病による認知症におおよそ該当する。

　レビー小体を伴う大、小神経認知障害は、従来のレビー小体を伴う認知症（Dementia with Lewy Bodies：DLB）である。繰り返す幻視に加え、REM睡眠行動障害も基準に含められた。また、パーキンソニズムは認知の低下の後か少なくとも1年以内に見られることが条件とされている。さらに、神経遮断薬に対する重度の過敏性も診断基準に含まれている。「ほぼ確実」と「疑い」診断の区別は「中核的特徴」と「示唆する特徴」をいくつ満たすかでな

表3-6-4　アルツハイマー病による大・小神経認知障害の診断基準

A．基準が大、小神経認知障害を満たしている。
B．1つもしくはそれ以上の認知ドメインにおける障害の先行性の発症と段階的な進行がある。
C．基準は以下にあるアルツハイマー病の「ほぼ確実」か「疑い」に一致している。
  ・大神経認知障害について
  ・「ほぼ確実」アルツハイマー病は次の症状が存在する場合に診断される。；そうでなければ、「疑い」アルツハイマー病と診断されるべきである。
    1．家族歴もしくは遺伝子検査で原因となるアルツハイマー病の遺伝子変異の証拠がある。
    2．以下のうち3つすべてが存在する。
      a．記憶と学習と少なくともその他の認知ドメイン（詳細な病歴や定期的な神経心理学的検査に基づく）において低下しているという明確な証拠がある。
      b．長期的な安定を伴わない、認知における着実で進行性の、段階的な低下。
      c．複数の病因の証拠がない（例：その他の神経変性もしくは脳血管疾患、もしくはその他の神経学的、心理的、もしくは系統的疾患もしくは認知の低下に関連しそうな状態）。
  ・小神経認知障害について
  ・「ほぼ確実」アルツハイマー病は遺伝子検査もしくは家族歴で原因となるアルツハイマー病の遺伝子変異の証拠がある。
  ・「疑い」アルツハイマー病は遺伝子検査もしくは家族歴で原因となるアルツハイマー病の遺伝子変異の証拠はなく、以下の3つすべてが存在する。
    1．記憶と学習における低下の明らかな証拠。
    2．長期的な安定を伴わない、認知における着実で進行性の、段階的な低下。
    3．複数の病因の証拠がない（例：その他の神経変性もしくは脳血管疾患、もしくはその他の神経学的、心理的、もしくは系統的疾患もしくは認知の低下に関連しそうな状態）。
D　その障害は脳血管性疾患、その他の神経変性疾患、物質の影響、またはその他の心理、神経学的、もしくは系統的疾患によって十分に説明されない。
  アルツハイマー病による神経認知障害の生物学的指標
    ・遺伝子変異：amyloid precursor protein（APP），presenilin 1（PSEN1），presenilin 2（PSEN2）
    ・MRI：海馬、側頭頭頂皮質の萎縮
    ・PET：側頭頭頂葉の糖代謝の低下（FDG）、アミロイドの沈着（PIB）
    ・脳脊髄液：脳脊髄液中の全タウ蛋白、リン酸化タウ蛋白、アミロイドβ42の上昇

される。また、参考となる生物学的指標も示されている。

　大もしくは小血管性神経認知障害は、DSM-IVにおける血管性認知症に相当する。概念の大きな変更はないが、神経認知障害の基準を満たしたうえで、画像検査、脳血管疾患イベントとの経時的な因果関係の有無、臨床所見または遺伝性の有無を満たすことが条件となっている。これらの条件のうち、1つ以上を満たす場合に「ほぼ確実」診断となり、それ以外は「疑い」診断となる。

　外傷性脳損傷による大もしくは小神経認知障害は、DSM-IVでの一部の器質性認知症を継承している。概念の変更はなく、CT、MRIによる画像評価が重視されている。また重症度評価も具体的に示されている。

　物質／投薬誘発性大もしくは小神経認知障害は、DSM-IVの物質誘発性持続性認知症の概念を継承しているが、物質だけでなく、治療薬による障害を含む点において概念が拡大している。ICD-9、ICD-10との対応コードも指定されている。

　その他、HIV感染による大もしくは小神経認知障害、プリオン病による大もしくは小神経認知障害（DSM-IVにおけるクロイツフェルト・ヤコブ病による認知症に該当）、パーキンソン病による大もしくは小神経認知障害、ハンチントン病による大もしくは小神経認知障害、その他の身体疾患による大もしくは小神経認知障害の診断基準がある。

5　まとめ

　変更点をまとめる。認知症、健忘性障害という用語が削除され、神経認知障害としてまとめられた。6つの認知領域について評価項目が定められ、認知機能と自立的生活の障害水準によって大・小神経認知障害で診断されることになった。アルツハイマー型、血管性、前頭側頭型、レビー小体型などの診断基準が見直され、病因別亜型診断として特定することとなった。おもな診断には「ほぼ確実（Probable）」、「疑い（Possible）」診断が定められ、この判断として生物学的指標が明記された。このように、生物学的研究の成果

が診断基準に反映されてきている。

〔亀野陽亮〕

VII

人格障害

1 クラスターと下位分類は変わらない

　DSM-IVの3つのクラスター分類とそれに含まれていた10の人格障害は、DSM-5においても基本的にそのまま踏襲されている。今回の刊行で提示されたDSM-5の新たな枠組みがどのように反映されているか、今後の人格障害の診断に際して知っておくことが必要である。

　まず、冒頭から述べている多軸診断の廃止の影響がある。DSM-IVにおいて、人格障害はII軸に適用される診断カテゴリーであった。一方、DSM-5では、従来の多軸診断が廃止され、I軸、II軸、III軸の診断を並列的に記述することが提唱された。すなわち、他の精神疾患と立体的に組み合わされていた人格の診断軸が、他の診断と同列に扱われることになったわけである。変更が施された理由の1つは多軸評定のあいまいさ、すなわち、他の精神疾患どうしの境界は明瞭なのに人格障害と接する境界が不明瞭であるという事実、いまひとつの理由は、他の精神疾患と人格障害の治療に臨床的に優先順位をつけることができない、という指摘にある。

　一方で、DSM-5に一部取り込まれた多元的（ディメンション）診断による精神疾患の理解は、人格障害群の記載には反映されていない。したがって、人格障害群の診断は、これまで同様カテゴリー診断にもとづいたままである。参考までに付記するなら、個々の人格障害の成り立ちをディメンショナルな立場から理解する試みはすでにはじまっており、一定の成果も得られているようである。これについては、DSM-5の第III部にその内容が紹介されてい

る。

　そのほか、従来の診断では「器質性人格変化」とよばれる、DSM-IVの一般身体疾患による人格変化 (Personality Change Due to a General Medical Condition) が、「一般身体疾患による精神障害」の診断カテゴリーから「人格障害」のカテゴリーに移され、また「身体疾患による人格変化 (Personality Change Due to Another Medical Condition)」に名称が変更された。診断基準は変わらず、コードするときの注意事項がわずかに変わっただけである。すなわち、その他の身体疾患の病名を入れておくこと（例：310.1 ［F07.0］側頭葉てんかんによる人格変化）と、他の身体疾患による人格障害の直前にその身体疾患とコード番号をつけて記録すること（例：345.40［G40.209］側頭葉てんかん；310.1［F07.0］側頭葉てんかんによる人格変化）、である。また、「特定不能の精神障害」に関する記述がDSM-5の全編を通じて変更されているのに合わせ、人格障害群においても同様に、DSM-IVにおける「特定不能の人格障害」が廃止され、DSM-5では「他で特定される人格障害 (Other specified Personality Disorder)」および「特定不能の人格障害 (Unspecified Personality Disorder)」に改められている。両者とも、人格障害の一般基準を満たす場合に適用されることに違いはないものの、前者は特定の人格障害を満たさない根拠がある場合に、後者はその根拠を提示できない場合に用いられる暫定診断である。

2　人格障害はこれからどうなるのか

　さて、しかしながらこれまでに言及してきたように、じつは人格障害の各項目は他の精神疾患の中にばらまかれていて、たとえば失調型人格障害は統合失調症スペクトラムの中に、反社会的人格障害は、破壊的衝動制御と素行障害の項目に含まれていて、診断基準がこの人格障害の項目の中に記載されているといった具合である。このような記載の方法は、従来のカテゴリー診断を踏まえ、また第II軸人格障害という要素を残しつつも、各クラスターがそれぞればらばらのものを含んでいることは明らかなため、今後は他の要素

によって再構成されるための布石であろう。人格障害というグループに含まれる疾患の中には、失調型人格障害に代表されるように、他の精神疾患との連続のうえに考えるべき問題もあれば、反社会的人格障害のように、器質因と発達的な要因とのかけ算で発展すると考えられるようになったグループも存在するからである。

　DSM-5の次のバージョンがどのような形をとるのか、われわれもまた、精神医学者として、科学的な進展に寄与する臨床研究を重ねていきたいと考えている。

〔土屋賢治〕

あとがき

　異例の解説本を作るに至った経緯は冒頭に記しているが、この本の末尾に、DSM-5 に関しての個人的感想を述べたいという誘惑に抗しがたい。それは一言でいえば内向きという印象である。世界はグローバリズムによって席巻されているが、一方で、例えば国単位としての姿勢は、汎人類的な観点よりも、より自国の都合や主張を前面に立てる傾向が増えているのではないだろうか。その一方で、情報とお金は世界を水平に駆けめぐり、平和、博愛、平等といった価値観は、少なくとも表向きには、テロリズムに荒れる社会や独裁国家ですら、万国共通の建前になっているのである。これと同じ矛盾を今回の改訂に感じるのである。

　DSM-5 は、世界共通言語としての DSM の進歩発展（すなわち世界の精神医学の進展）という視点と同時に、アメリカ合衆国の精神科医療に関わる人びとの都合やそのための便宜が以前よりも前面に出てきていると編者には感じられる。言うまでもなく、後者が強まると前者が歪められることになるのであるが。

　われわれは、グローバルな精神医学の共通言語を取り込むのと同時に、医療システムを含むドメスティックな状況に合わせて、DSM を取捨選択しなくてはならない時期にすでにきているのではないだろうか。わが国の精神科医が、DSM のみによって育つといったことがないことを、何よりも治療を受ける患者のために祈りたい。この小冊子がその寄与となれば幸いである。

　編集者の遠藤俊夫氏に深謝します。とりわけ、まとめにくい図表の構成への労と、滞りがちな原稿を待ってくれた優れた忍耐に対して。

　2013年12月

編者を代表して
杉山登志郎

●分担執筆者略歴*─────────────────────────────

亀野陽亮（かめの ようすけ）
浜松医科大学精神医学講座助教。1978年生まれ。2006年、浜松医科大学医学部卒業。専門領域は精神医学。

栗田大輔（くりた だいすけ）
浜松医科大学精神医学講座助教。1979年生まれ。2004年、山形大学医学部卒業。専門領域は精神医学（対象疾患は摂食障害など）。

鈴木勝昭（すずき かつあき）
浜松医科大学精神医学講座准教授。1964年生まれ。1989年、福島県立医科大学医学部卒業。専門領域は精神医学（対象疾患は自閉症スペクトラム、統合失調症、対人恐怖など）。

髙貝　就（たかがい しゅう）
浜松医科大学子どものこころの発達研究センター特任准教授。1967年生まれ。1996年、新潟大学医学部卒業。専門領域は児童青年期精神医学。主著：『新規抗精神病薬のすべて』（共著、先端医学社、2004）、『子どもの発達障害家族応援ブック：家族だけで悩まないで！』（法研、2013）。

竹林淳和（たけばやし きよかず）
浜松医科大学精神医学講座講師。1975年生まれ。2000年、浜松医科大学医学部卒業。専門領域は精神医学（対象疾患は摂食障害、成人期発達障害など）。

土屋賢治（つちや けんじ）
浜松医科大学子どものこころの発達研究センター特任准教授。1967年生まれ。1992年、東北大学医学部卒業。専門領域は精神医学。

中里一貴（なかさと かずたか）
浜松医科大学精神医学講座助教。1977年生まれ。2003年、浜松医科大学医学部卒業。専門領域はリエゾン精神医学、精神科救急。

横倉正倫（よこくら まさみち）
浜松医科大学精神医学講座助教。1978年生まれ。2005年、浜松医科大学医学部卒業。専門領域は精神医学。

涌澤圭介（わくさわ けいすけ）
浜松医科大学子どものこころの発達研究センター特任准教授。1974年生まれ。1999年、東北大学医学部卒業。専門領域は小児神経学（発達障害）。

和久田智靖（わくだ ともやす）
浜松医科大学精神医学講座助教。1978年生まれ。2002年、浜松医科大学医学部卒業。専門領域は精神医学。

（＊肩書きは初版刊行時のもの）

● 編著者

森　則夫（もり のりお）
医療法人社団木野記念会　福田西病院院長。前・浜松医科大学精神医学講座主任教授。医学博士。1950年生まれ。1977年、福島県立医科大学医学部卒業。専門領域は精神医学、統合失調症、森田療法。主著：『やさしい精神医学』（静岡新聞社、1999）、『子どもの精神医学』（共著、金芳堂、2008）他

杉山登志郎（すぎやま としろう）
福井大学子どものこころの発達研究センター客員教授。医学博士。1951年生まれ。1976年、久留米大学医学部卒業。専門領域は児童青年期精神医学。主著：『発達障害の豊かな世界』（日本評論社、2000）、『発達障害のいま』（講談社現代新書、2011）他

岩田泰秀（いわた やすひで）
医療法人社団木野記念会福田西病院。医学博士。1965年生まれ。1991年、福島県立医科大学医学部卒業。専門領域は精神医学、統合失調症。主著：『脳とこころのプライマリケア―幻覚と妄想』（共著、シナジー、2011）、『発達障害白書2014年版』（共著、明石書店、2013）他

● ─────────────────────────

臨床家のためのDSM-5　虎の巻
（りんしょうか）　　　　（とら まき）

2014年2月25日／第1版第1刷発行
2022年7月10日／第1版第9刷発行

編著者──森　則夫・杉山登志郎・岩田泰秀
発行所──株式会社　日本評論社
　　　　〒170-8474／東京都豊島区南大塚3-12-4
　　　　電話　03-3987-8621（販売）-8598（編集）　振替　00100-3-16
印刷所──港北出版印刷株式会社
製本所──井上製本所
装　幀──駒井佑二
検印省略　© N. Mori, T. Sugiyama & Y. Iwata 2014
　　　　ISBN 978-4-535-98402-8　Printed in Japan

JCOPY〈(社)出版者著作権管理機構　委託出版物〉
本書の無断複写は著作権法上での例外を除き禁じられています。複写される場合は、そのつど事前に、(社)出版者著作権管理機構（電話 03-5244-5088、FAX 03-5244-5089、e-mail：info@jcopy.or.jp）の許諾を得てください。また、本書を代行業者等の第三者に依頼してスキャニング等の行為によりデジタル化することは、個人の家庭内の利用であっても、一切認められておりません。

テキストブック
TSプロトコール 杉山登志郎[著]

子ども虐待と複雑性PTSDへの簡易処理技法

発達性トラウマ障害や複雑性PTSDなど、現代児童精神科医療における最大のテーマであるトラウマへの簡易処理技法テキスト。 ●定価2,200円(税込)

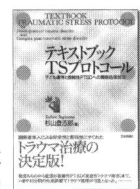

こころの科学 HUMAN MIND SPECIAL ISSUE 2019

発達性トラウマ障害の
すべて 杉山登志郎[編]

●定価1,760円(税込)

ミレニアム以前に始まる"発達障害ブーム"の時期を経たいま、児童青年期臨床の新たな焦点はトラウマである。最前線からの報告。■[座談会]発達性トラウマ障害のゆくえ…友田明美・中西正史・杉山登志郎(司会)

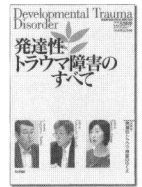

そだちの臨床 ■こころの科学叢書

発達精神病理学の新地平

杉山登志郎[著] ●定価1,870円(税込)

発達障害ブームといわれて久しいが、本書は四半世紀前から、発達障害をメインに臨床・研究を続けてきた児童精神科医による渾身の論集。

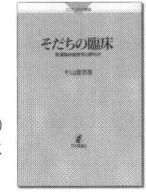

子と親の臨床 ■こころの科学叢書

そだちの臨床2

杉山登志郎[著]

難治性の子とその親の臨床を積み重ね、子どもの発達障害と親の発達凸凹、子ども虐待の世代間連鎖など、発達障害とトラウマの複雑な関係を読み解いた最新論集。 ●定価2,200円(税込)

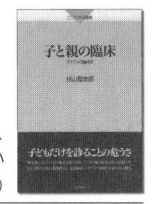

神経発達障害のすべて
DSM-5対応

こころの科学 HUMAN MIND SPECIAL ISSUE 2014

連合大学院小児発達学研究科＋森 則夫・杉山登志郎[編]

これまでの発達障害がDSM-5では、ほぼ神経発達障害という概念にまとめられた。この膨大な概念をコンパクトに解説する。■座談会 神経発達障害と精神医学…森 則夫・杉山登志郎・中村和彦 ●定価1,760円(税込)

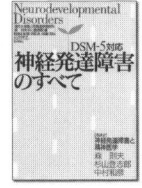

日本評論社
https://www.nippyo.co.jp/